U0321080

活过百岁的秘诀

Huoguo
Baisui
de Mijue

生命在人不在天，科学保养得长寿

王强虎◎著

西安交通大学出版社
XI'AN JIAOTONG UNIVERSITY PRESS

图书在版编目（CIP）数据

活过百岁的秘诀/ 王强虎著 —西安 ： 西安交通
大学出版社，2016.7
ISBN 978-7-5605-8902-2

Ⅰ.①活… Ⅱ.①王… Ⅲ.①中年人—养生（中医）
—基本知识②老年人—养生（中医）—基本知识 Ⅳ.①R212

中国版本图书馆CIP数据核字（2016）第187076号

书　　名	活过百岁的秘诀
著　　者	王强虎
责任编辑	秦金霞

出版发行	西安交通大学出版社
	（西安市兴庆南路10号　邮政编码710049）
网　　址	http://www.xjtupress.com
电　　话	（029）82668502　82668805（医学分社）
	（029）82668315　（总编办）
传　　真	（029）82668280
印　　刷	北京欣睿虹彩印刷有限公司

开　　本	880mm×1280mm　1/32　印张　8.75　字数　220千字
版次印次	2016年10月第1版　2016年10月第1次印刷
书　　号	ISBN 978-7-5605-8902-2/R·1370
定　　价	39.80元

读者购书、书店添货、如发现印装质量问题，请通过以下方式联系、调换。
订购热线：（029）82665248　82665249
投稿热线：（029）82668502
读者信箱：medpress@126.com

张学良将军在纽约办100岁寿辰时，身体还很好，眼不花，耳不聋，很多人问他："少帅您怎么活这么久？"

他回答："不是我活得久呀，而是他们活得太短了。"

人的理想寿命是100岁吗？

国际上有个标准，寿命等于成熟期的5~7倍者为长寿。

这么说，人的寿命应该是100~175岁。

为什么都没有达到呢？最主要一个原因是不重视养生。这个问题在我们国家尤其严重，现在绝大多数人是病死的，而不是老死的。

人口普查数据显示，2014年年底，中国的老年人口数量达到2.12亿人，成为世界上第一个老年人口破2亿的国家。按照专家预测，大约再过20年左右，中国老年人口就将突破3.5亿。中国人民大学老年学研究所所长杜鹏透露，中国老龄化的高峰将出现在2055年左右，届时老年人口将接近4.5亿。

有关调查表明，我国65～69岁、80～84岁、90～94岁与100～105岁老人生活不能自理的比例分别为5％、20％、40％与60％。81％的高龄老人患有不同程度的疾病，在洗澡、穿衣、上厕所、吃饭等方面，16.7％的人或多或少需要他人帮助，5.1％则需要完全依赖他人。

由此可以看出，随着经济的发展，在人类不断追求长寿的同时更要注重追求生活质量的提高，追求健康的长寿。但是怎样才能健康？怎样才能让中老年人健康活过百岁？解决这一问题，就必须要学习保健方法和遵循长寿之道。

联合国提出一个口号："千万不要死于无知。"我们是历史悠久的民族，中医养生是中华民族的瑰宝，是我们的先民在长期的生活实践中认真总结生命经验的积累。本书共八章，运用中医养生学理论和现代医学研究成果，经过精心策划，采用数字与口诀的形式记述了养生保健的各种方法，其中包括人的自然寿命，中老年人划分标准与健康，各种养生及保健方法，中老年人心理特点、心理障碍及其防治，生活中饮食、运动、娱乐、睡眠、生活方式等对健康的影响与自我保健，以及常见疾病防治和早期信号等。全书内容丰富，阐述简明，融知识性、可读性和实用性于一体，对指导中老年保健具有重要参考价值，希望给广大读者带去健康、长寿和幸福。

王强虎

2016年5月10日于西安

目录 CONTENTS...

第二章　轻松活过百岁要牢记15个4字箴言 / 047

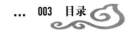

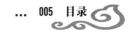

第五章　轻松活过百岁要关注16个心理问题 / 139

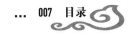

第七章　轻松活过百岁需要关注27个起居定论 / 187

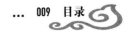

人体常用经穴对照图

手太阴肺经经穴

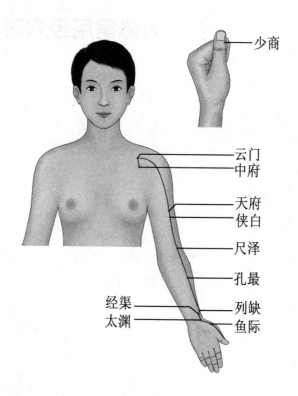

少商

云门
中府

天府
侠白

尺泽

孔最

经渠
太渊

列缺
鱼际

【循行】起于中焦胃部，属肺，下络大肠，联系胃及肺系，从肺系出来后，外行线起于侧胸上部，循行于上肢内侧前缘，入寸口，沿大鱼际边缘出于大指内侧端。其分支从腕后分出，止于食指内侧端。

【主治】咳嗽、喘息、咽痛等肺系疾病，以及经脉循行部位的其他局部病症。

手少阴心经经穴

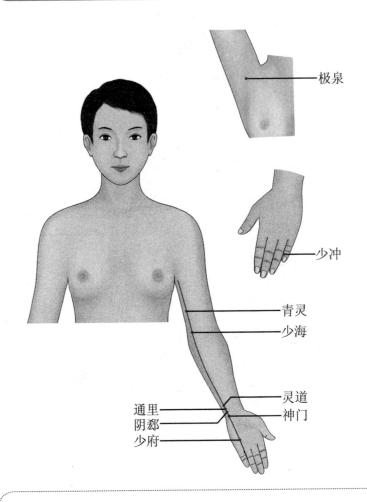

极泉

少冲

青灵

少海

灵道

通里

神门

阴郄

少府

【循行】起于心中，联系心系、肺、咽、目系，属心络小肠，从腋下迁出，沿手臂内侧后缘前行至掌后豌豆骨，进入掌内，止于小指桡侧端。

【主治】心、胸、神志病证以及经脉循行部位的其他局部病证。

手厥阴心包经经穴

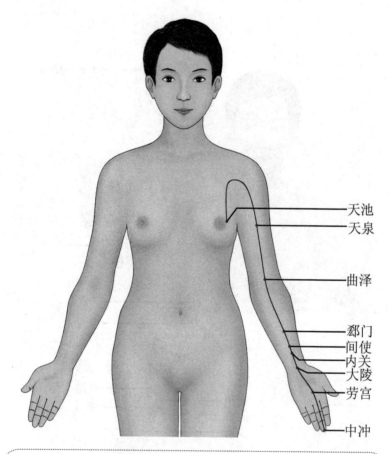

天池
天泉

曲泽

郄门
间使
内关
大陵
劳宫

中冲

【循行】起于胸中，属心包，下膈，络三焦；支脉从胸中出胁部，沿手臂内侧面的中间部循行，入掌中出于中指桡侧末端；掌中分支止于无名指末端。

【主治】心、心包、胸、胃、神志病以及经脉循行部位的其他局部病证。

手太阳小肠经经穴

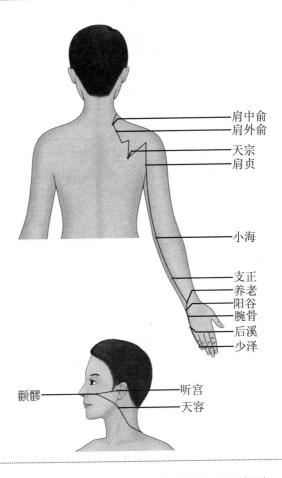

肩中俞
肩外俞
天宗
肩贞
小海
支正
养老
阳谷
腕骨
后溪
少泽
颧髎
听宫
天容

【循行】起于小指尺侧端，延上肢外侧后缘上行，绕行肩胛部，内行线从缺盆进入，络心，属小肠，联系胃、咽；上行线从缺盆上行，经面颊到外眼角、耳中，分支从面颊到鼻，继续上行至内眼角。

【主治】头面五官病、热病、神志病以及经脉循行部位的其他局部病证。

手阳明大肠经经穴

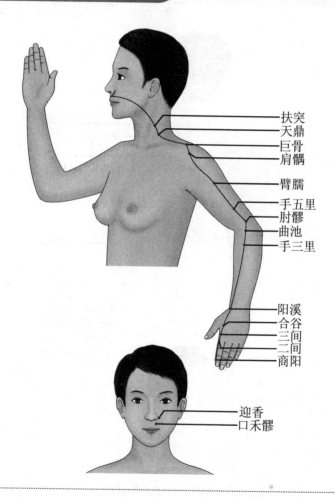

扶突
天鼎
巨骨
肩髃

臂臑

手五里
肘髎
曲池
手三里

阳溪
合谷
三间
二间
商阳

迎香
口禾髎

【循行】起于食指桡侧端，沿手臂外侧前缘循行至肩峰部前缘，下入缺盆，络肺，属大肠，从缺盆向上走行，经颈部进入下齿槽，过人中沟，止于对侧鼻旁边。

【主治】头面五官、皮肤病、热病、肠胃病、神志病以及经脉循行部位的其他局部病证。

手少阳三焦经经穴

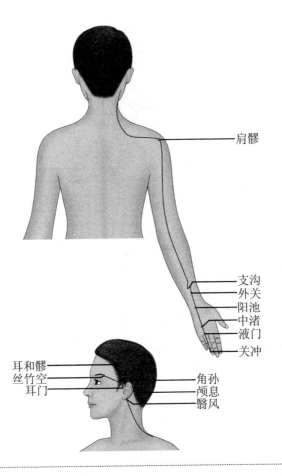

肩髎

支沟
外关
阳池
中渚
液门
关冲

耳和髎
丝竹空
耳门

角孙
颅息
翳风

【循行】起于无名指末端，沿着小指、无名指之间上行，沿手臂外侧中间部上行，过肩，经颈部上行联系耳后，从耳上方向下联系面颊、眼下；体腔支从缺盆进入，分布于胸中，联络心包、膻中、三焦等。

【主治】头、目、耳、面颊、咽喉、胸胁病、热病以及经脉循行部位的其他局部病证。

足太阳膀胱经经穴 ①

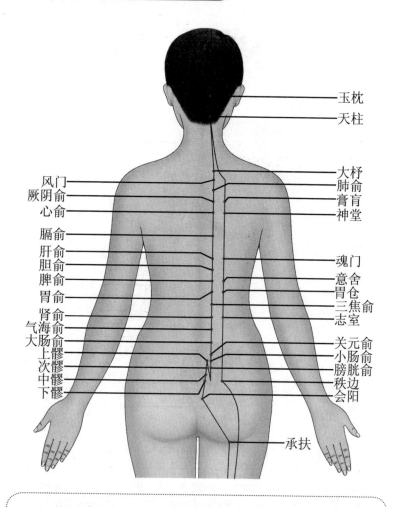

玉枕
天柱

大杼
肺俞
膏肓
神堂

风门
厥阴俞
心俞

膈俞
肝俞
胆俞
脾俞
胃俞

肾俞
气海俞
大肠俞
上髎
次髎
中髎
下髎

魂门

意舍
胃仓
三焦俞
志室

关元俞
小肠俞
膀胱俞
秩边
会阳

承扶

【循行】起于内眼角，上行至额部，交会于头顶，入里络脑；主支从头顶向下至枕部，沿着脊柱两侧下行，一支通过臀部，属膀胱络肾，止于腘窝；另一支从枕部分出，沿着腰背部主干线外侧循行至腘窝；二者相合后沿着小腿后侧循行，经外踝，止于小趾外侧端。

足太阳膀胱经经穴 ②

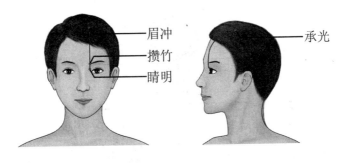

眉冲
攒竹
睛明
承光

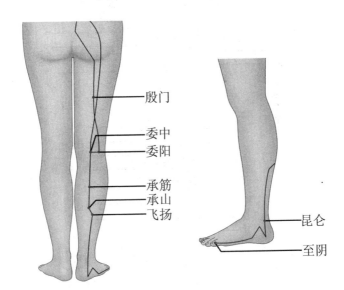

殷门
委中
委阳
承筋
承山
飞扬
昆仑
至阴

【主治】头面五官病、颈、背、腰、下肢病证、神志病、经脉循行部位的局部病证以及背部两条侧线的背俞穴所相应的脏腑及有关组织器官的疾病。

足阳明胃经经穴 ①

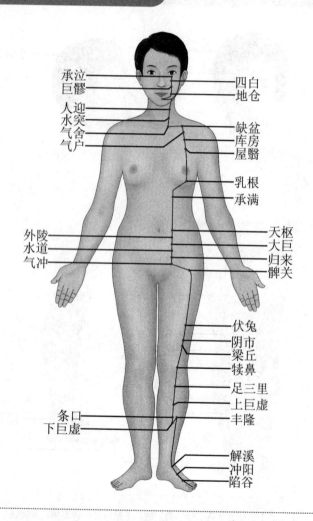

承泣
巨髎
人迎
水突
气舍
气户

四白
地仓
缺盆
库房
屋翳
乳根
承满

外陵
水道
气冲

天枢
大巨
归来
髀关

伏兔
阴市
梁丘
犊鼻
足三里
上巨虚
丰隆

条口
下巨虚

解溪
冲阳
陷谷

【循行】起于鼻旁，沿鼻翼外侧下行入上齿槽中，环绕口唇，向下交会于颏唇沟，沿着下颌角走行上耳前，止于两侧额角；主干线从颈部下到胸部，内行部分入缺盆，属胃络脾；外行部分沿胸腹第2侧线下行，至腹

足阳明胃经经穴 ②

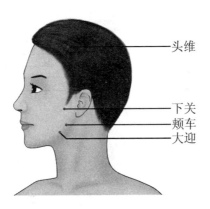

头维

下关
颊车
大迎

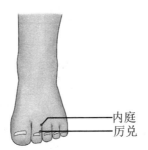

内庭
厉兑

股沟处，沿下肢外侧前缘下行，止于第2趾外侧端，其分支从膝下3寸和足背分出，分别到中趾和足大趾。

【主治】胃肠病、头面五官、神志病、皮肤病、热病以及经脉循行部位的其他局部病证。

足少阳胆经经穴

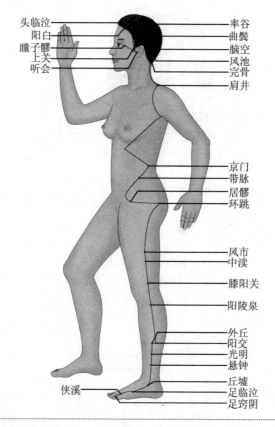

头临泣
阳白
瞳子髎
上关
听会

率谷
曲鬓
脑空
风池
完骨
肩井

京门
带脉
居髎
环跳

风市
中渎

膝阳关

阳陵泉

外丘
阳交
光明
悬钟

丘墟
足临泣
足窍阴

侠溪

【循行】起于外眼角，上行至额角，再折下绕耳后，从颈旁至肩入缺盆；耳部支脉从耳后入耳中，至耳前再至外眼角；另一支脉从外眼角下行，经颊部、颧部至缺盆与前支会合；内行支入胸中，过膈，联系肝胆，经胁里，出于腹股沟动脉处；躯干主治从缺盆行至腋下，再沿胸侧、季胁部向下会合于髋关节部，再向下沿大腿外侧下行，出外踝前，止于第4趾外侧；背部分支止于足大趾端。

【主治】肝胆病、侧头、目、耳、咽喉、胸胁病以及经脉循行部位的其他局部病证。

足太阴脾经经穴

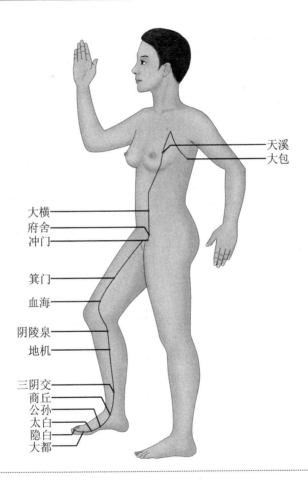

天溪
大包

大横
府舍
冲门

箕门

血海

阴陵泉
地机

三阴交
商丘
公孙
太白
隐白
大都

【循行】起于足大趾，沿小腿内侧中间循行至内踝上8寸后沿内侧前缘上行，经过膝部、股部上行入腹部，属脾络胃，通过横膈，向上过咽喉，止于舌下；分支从胃流注入心中；另一分支分布于胸腹第3侧线，经锁骨下，止于腋下大包穴。

【主治】脾胃病、妇科病、前阴病以及经脉循行部位的其他局部病证。

足少阴肾经经穴

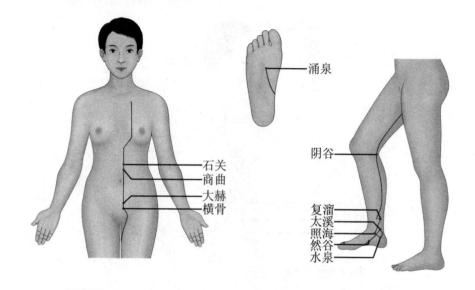

涌泉

石关
商曲
大赫
横骨

阴谷

复溜
太溪
照海
然谷
水泉

【循行】起于足小趾之下，斜走足心，内踝后缘向上，经过脊柱，属肾，络膀胱，从肾部向上过肝、膈，入肺，沿喉咙上行止于舌根旁；分支向上行于腹部前正中线旁开0.5寸，至胸部行于旁开2寸，止于锁骨下；另一分支从肺分出，络心，流注胸中。

【主治】妇科病、前阴病、肾脏病、与肾有关的其他系统疾病以及经脉循行部位的其他局部病证。

足厥阴肝经经穴

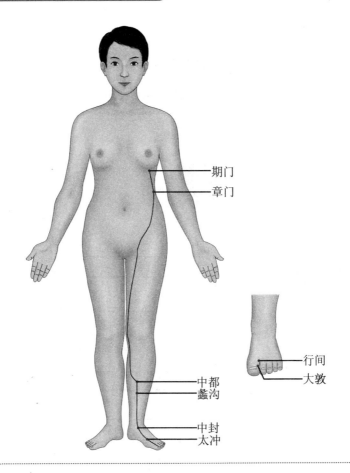

期门
章门

行间
大敦

中都
蠡沟

中封
太冲

【循行】起于足大趾外侧端，向上沿足背内侧至内踝上8寸处后上行
于大腿内侧，联系阴部，上行联系胃、肝、胆、膈、胁肋，沿咽喉上行，
连接目系，上行出于额部与督脉交会；目系支脉下行环绕唇内；肝部支脉
从肝分出，通过横膈，向上流注于肺。

【主治】肝胆病、脾胃病、妇科病、少腹病、前阴病以及经脉循行部
位的其他局部病证。

督脉经穴

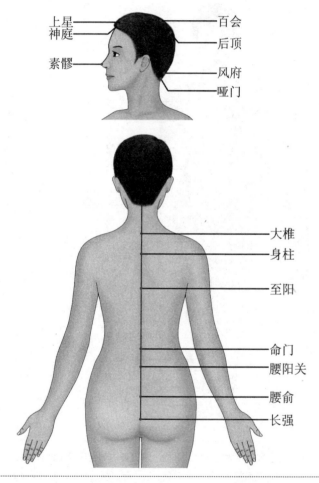

上星
神庭
素髎
百会
后顶
风府
哑门
大椎
身柱
至阳
命门
腰阳关
腰俞
长强

【循行】起于小腹，出于会阴部，向上沿背部正中线上行，至项后风府入脑，并继续上行至巅顶，沿前额下行止于上唇内齿龈部。

【主治】神志病、热病、腰、背、头项等局部病证及相应的内脏病证。

任脉经穴

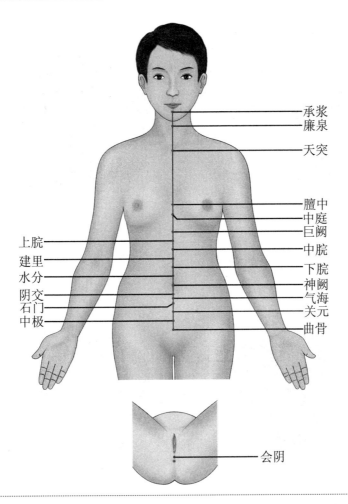

承浆
廉泉

天突

膻中
中庭
巨阙
中脘
下脘
神阙
气海
关元
曲骨

上脘
建里
水分
阴交
石门
中极

会阴

【循行】起于小腹，出于会阴部，向上沿腹内前正中线上行，至咽喉部，再上行环绕口唇，经过面部到达眼下部中央。

【主治】少腹（小腹）、脐腹、胃脘、胸、颈、咽喉、头面等局部病证及相应的内脏病证。

经外奇穴 ①

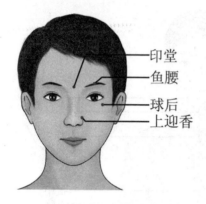

印堂
鱼腰
球后
上迎香

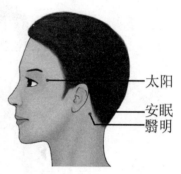

太阳
安眠
翳明

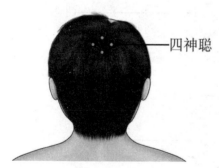

四神聪

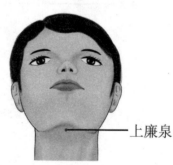

上廉泉

经外奇穴 ②

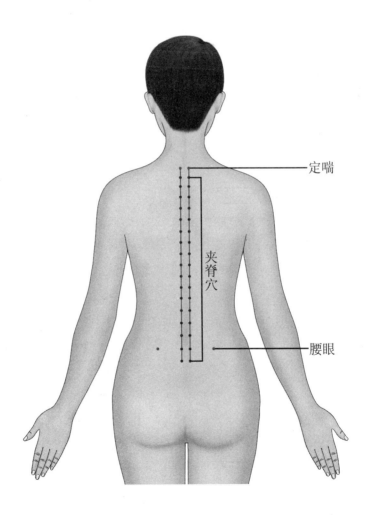

定喘

夹脊穴

腰眼

经外奇穴 ③

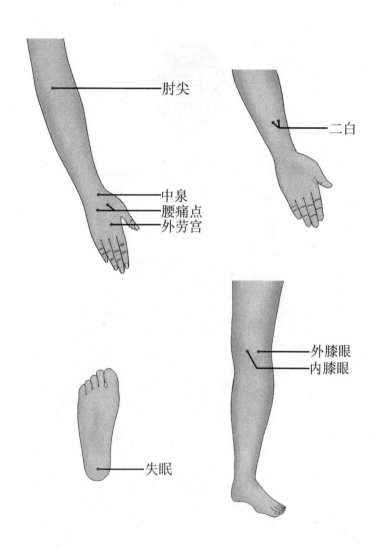

肘尖

二白

中泉
腰痛点
外劳宫

外膝眼
内膝眼

失眠

经外奇穴 ④

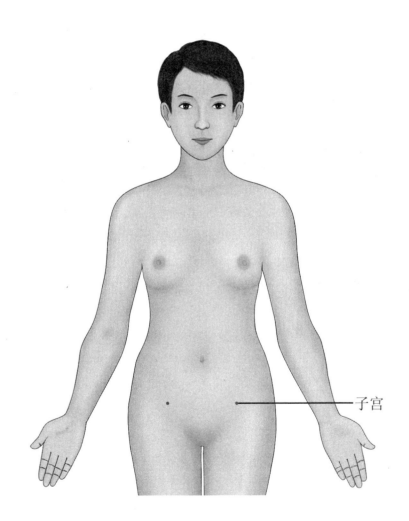

子宫

　　在十四经穴之外具有固定名称、位置和主治作用的腧穴，简称奇穴。"奇"是相对于"常"而言的，即以十四经经穴为常，它是指既有定名，又有定位，临床用之有效，但尚未纳入十四经系统的腧穴。经外奇穴分布比较分散，但与经络仍有密切联系，如印堂与督脉，太阳与三焦等。其中少数腧穴，后来又补充到十四经穴，如督脉的阳关、中枢、灵台，膀胱经的眉冲、膏肓俞、厥阴俞等。随着针灸学的发展，现代的一些新穴，诸如阑尾穴、球后穴等，亦入经外奇穴之列。

第
一
章

轻松活过百岁要通晓22个基本理念

1. 多数人健康活过百岁不是梦

　　长寿这一概念也随着生产力的发展，社会的进化，使人类平均寿命的增长在不断地更新。据资料记载，大约在10000万年以前，人的平均寿命只有15岁左右，公元初也只有20岁左右。直到18世纪，人类的平均寿命才缓慢地上升到30岁左右。但是，由18世纪至今也不过200年左右，人类的平均寿命已由30岁上升到65岁左右。我国人均寿命已从1949年的35岁提高到2006年的73岁。其中，60岁以上有1亿多人；70岁以上有2000多万人；80岁以上有800多万人；百岁以上有8000多人。可以说"人活七十古来稀"已成为历史，现在是"六十小弟弟，七十遍大地，八十到处见，九十不稀奇，百岁能争取"。在这样短的时间里，人类平均寿命增长得这样快，是和近200年来科学技术的进步，人们文化物质生活水平的提高，医疗保健事业的飞速发展分不开的。那么，多数人能否依靠现在的科技进步和经济发展健康地活过百岁呢？答案是肯定的。根据科学家测算，人的寿命值为人的生长期的5～7倍，我国人的生长期一般在20～25年之间，按最低生长期测算，我国人的寿命值也应该活到100岁以上。但事实是现在的绝大多数人未能达到这一寿命值而中途夭折。原因是多种多样的，比较常见的是疾病和事故等。从现代医学角度看，造成过早夭折更重要的原因是自我保健意识差。但可以肯定的是，随着时代的前进，社会物质生活的不断丰富，精神生活的不断充实，医疗条件的不断改善，再加上科学的保健，终有一天大多数人都可活到应有的寿限，超过百岁。

2. 人类健康包含的"九大内容"

在人们追求健康的同时，怎样才算健康呢？世界卫生组织（WHO）对"健康"有明确的定义。

第一：健康不仅是没有病伤，而且是躯体上、精神上的健康和良好的社会适应能力。

第二：有足够充沛的精力，能从容不迫地应付日常生活和工作的压力而不感到过分的紧张。

第三：处事乐观，态度积极，乐于承担责任，事无巨细不挑剔。

第四：善于休息，睡眠良好；应变能力强，能适应环境的各种变化。

第五：能够抵抗一般性感冒和传染病。

第六：体重得当，身材匀称，站立时头、肩、臂位置协调；眼睛明亮，反应敏锐，眼睑不发炎。

第七：牙齿清洁，无空洞，无痛感，齿龈颜色正常，无出血现象。

第八：头发有光泽，无头屑。

第九：肌肉、皮肤富有弹性，走路感觉轻松。

3. 健康老人应具备的"三个条件"

什么才是健康的老人呢？腰不弯背不驼、无病无痛就是老年人的健康吗？据世界卫生组织对健康的定义，社会医学家认为，对老年人的健康评价应包括以下基本内容。

（1）精神健康

精神健康主要指没有精神障碍和精神症状。由于老年人的神经系统发生了生物学改变，信息加工速度减慢，认知功能会出现不同程度的衰退，容易出现焦虑、抑郁、固执、疑心、自私和偏执等心理障碍。

（2）躯体健康

传统习惯所说的健康，多指躯体健康而言。躯体健康不佳，可表现为多种器质性疾病和症状，如高血压、冠心病、气管炎、糖尿病及肿瘤等。

（3）社会健康

社会健康是指个体人际关系的数量和质量及社会参与的程度。如家庭居住情况，婚姻状况，与亲属、朋友、邻里关系，与社会组织关系，职业状况等。一个老人如果长期独自呆在家里，不与人打交道，不能进行社会参与，就不能算一个全面健康的老人。

4. 健康活过百岁需要掌握的"三大理念"

虽说生老病死是不可抗拒的自然规律，但随着人类对衰老本质的认识和社会物质文明的发展，人类的平均寿命在不断延长。随着现代医学科学的发展和医学模式的转变，人们越来越认识到养生养性、防病延年的重要。而早在两千多年前，《黄帝内经》就提出了"治未病"的预防思想，强调"防患于未然"。几千年来中医学的健康活过百岁理念对中华民族的繁衍昌盛及保健事业起了不可替代的巨大作用。其主要理念有以下几点。

（1）要想长寿，未老先防

中医学的长寿防老方法都是以预防疾病、保健益寿为目的。如起居养生方面，《黄帝内经》强调"风雨寒暑"、"虚邪贼风"要"避之有时"。因此，中医健康活过百岁理念的指导思想应该是未老先防。预防胜于治疗，强调健康活过百岁健体应以预防为主，"治未病"思想贯穿中医的始终。

（2）寿命长短，自我掌握

"我命由我不由天"是中医健康活过百岁的主要观点之一。中医学认为，个人寿命的长短，主要由自身决定，寿命长短可以自我掌握。只要掌握了科学的方法，学会科学的生活，则长寿可期，反之，则寿命易折。就是在这一坚定的信念指导下，经过众多长寿家长期不懈的长寿实践，中国文化遗产中便留下了一大批独特的长寿思想和方法。中医健康活过百岁理念不仅在长寿学中有重要的地位，同时也是一个亟待开掘的宝库。

（3）健康活过百岁，需要学习

中医健康活过百岁理念认为，每个人都可以健康活过百岁的生活，活到其应尽的寿数，但原则是健康活过百岁的方法需要学习、需要总结，任何人不可能生而知之，健康知识在于积累，长寿经验在于总结，一个人的身体状况也在不断的变化，只有选择一套适合于自己的方法，才可能达到健康活过百岁的目的。唐代医学家孙思邈就是不断总结了古代养生家的长寿经验，并身体力行地实践，寿命达104岁；东汉末年医学家华佗，总结前人的健康活过百岁经验，摸索出了一套延年益寿的五禽戏，坚持练习，年且九十，还精力过人，其弟子学习他的健康活过百岁方法，寿达百余岁。

　　总之，中华民族有五千年文明史，在这漫长的历史长河中，中华民族的祖先们以他们的智慧和实践创造了优秀的文化，中医长寿保健学说就是其中一颗璀璨的明珠，为中华民族的繁衍、健康和发展做出了巨大贡献，中医的健康活过百岁理念对指导新时期中老年人健康活过百岁，对于中老年人坚定科学生活，延年益寿，领会健康活过百岁的科学精髓具有深远意义。这无疑会对促进我们民族的健康，延缓衰老，提高人类的寿限起到积极的作用。

5. 健康活过百岁需要"三理"

　　中国古代中医保健养生侧重生理养生；近代主要讲生理和心理养生；当代则特别强调生理、心理和哲理养生。这"三理"养生，反映了中医养生不同层次的三种效应观。

（1）生理

　　古人养生，注重四道：一是动养之道，就是适度锻炼，可活动筋骨，疏通气血；二是静养之道，就是适当休息，可减少消耗，怡神健体；三是食养之道，就是均衡营养，可使饮食有节，二便通畅；四是居养之道，就是起居有常，可使精神愉快、情绪安定。守此四者，如能不妄作劳、慎房事、节情欲、避外邪、重内调，辅以必要的自我保健和药物治疗，则可以健康活过百岁，度百岁乃去。今天看来，这种单纯生理养生，只能说是浅层次的保健养生。

（2）哲理

　　所谓"哲理"养生，主要是要掌握对立统一规律和一分为二的观点。明末清初著名的思想家、哲学家王夫之的"六然"、"四看"保健养生观就是符合这一观点的。

（3）心理

心理养生一是要养生情志，二是要修养德行。因为人的情志活动和道德修养，与人的身心健康关系极大。

所谓情志，就是中医所说的七情，即喜、怒、忧、思、悲、恐、惊。这七种精神因素，是人受各种外在环境刺激所引起的反映。它们既是生理反映，也是心理反映。通常情况下，不会引起疾病，但过于激烈或持久，或自身过于敏感，都会导致疾病。如喜伤心，思伤脾，怒伤肝，悲忧伤肺，惊恐伤肾，所以要重视养生情志。而养生情志，最重要的是情贵中和，莫大忧愁，莫大哀思，保持心境平和，内则七情无扰，五脏六腑气血调和流通；外则六淫（即风、寒、暑、湿、燥、火）无机可乘，邪不可干，使身体内外调和，从而达到百病不生。这就是保健养生的内在因素。

所谓德行，就是道德行为。孔子说仁者寿，有大德必得其寿；荀子说：有德则乐，乐则能久；唐代大医药学家孙思邈在《千金要方》中写道：德行不克，纵服玉液金丹，未能延年。道德日全，不祈善而有福，不求寿而自延。此养生之大旨也。所以说，养生情志，修养德行是保健养生统摄全局的第一大法。这种心理养生可以说是深层次的保健养生。

上述三理养生，其重点、方法会有生理、心理、哲理和浅、深、高三个层次的不同，但其基本方法并不矛盾，而其效应和最终目的，都是为了增强自身健康，延年益寿。故有异曲同工、殊途同归之妙。

6. 健康活过百岁要防"短板效应"

　　人体健康是由许多因素构成的，每个因素有每个因素的作用，彼此并不能代替。这便是"健康木桶论"产生的实践基础。木桶是由几块木板箍成的，它的盛水量是由这几块木板共同决定的。若其中的一块木板很短，则此木桶的盛水量便由此块"短板"决定（称为"短板效应"），其他的木板再长也没有用。这块"短板"成了木桶盛水量的制约因素，只有加长这块"短板"才能加大木桶的盛水量；只有几块木板等长，木桶才会有最好的盛水量。所以，要获得健康一定要防止"短板效应"。"短板效应"告诉人们，健康要"善取其道"，要采取全面的综合措施。顾此失彼，甚至单打一或单打二，往往不能见效。最典型的例子就是慢跑运动的倡导者，被誉为"慢跑之父"的费克士，此人可以说是家喻户晓，他宣传慢跑有好处的书曾售出数百万册。他的许多读者在慢跑的实践中尝到了甜头，身体由弱变强，一些疾病得到消除，性格改善了，人际关系也协调了，以至在全美掀起慢跑热潮。费克士认为慢跑即可获得健康，用不着再有其他健康措施。有朋友曾劝费克士检查一下身体，若有心脏病则要停止慢跑。但他没有听从建议，认为慢跑可治百病，即使有心脏病，也可在慢跑中痊愈。结果，他在一次慢跑中，因突发心脏病而死亡。人们从费克士这一"慢跑明星事件"中明白了健康不能单打一。单因素措施只能起一定的作用，不能起全面的决定作用。

7. 懒汉是不可能得到健康的

懒汉是很难得到健康与长寿的。生活告诉我们，懒惰和闲散，无所事事，没有明确的生活目的，对事业缺乏信心，悲观颓废等都是健康的大敌。只有勤奋的人才会注意健康和努力去掌握一些有关生理和常见疾病的知识，及早发现某些疾病发生的苗头，及时采取预防和治疗措施，从而起到事半功倍的效果。慢性病患者如果过分依赖药物而忽视运动、合理饮食、乐观情绪和规律的生活等因素，采用懒人懒处理事物的办法，势必影响健康的早日恢复。精神状态对健康的影响也是非常重要的，精神愉快，情绪乐观，往往易获得健康和战胜疾病；心情抑郁，悲观失望，忧愁恐惧，嫉妒仇恨，紧张焦虑等恶劣情绪有害于健康。也就是说，为了获取健康，中老年人要勤于采用各种保健方法。

8. 健康活过百岁要关注"五个百分比"

世界卫生组织曾经宣布，每个人的健康与寿命，取决于五个百分比，这五个百分比分别是：15%取决于遗传因素，60%取决于自己的生活方式，10%取决于社会因素，7%取决于气候，其他因素占8%。

一个人年轻的时候，精力充沛，全身充满活力，对健康、长寿是怎么回事，懒得去理会，反正生命的尽头还远，是否健康似乎还没时间去考虑，等到真正有了病的时候，才觉晚矣。所谓"人生终点"，重病在身，怎么看也遥不可及，是年纪大的人才该想的吧。其实，依据一份国外的研究资料来看，一个人生命的期限并非不可估量，很可能从他现在的个体特征及生存环境里显露天机。健康是每个人一生中各种因素作用一点一滴的积累；疾病也是各种不良因素一点一滴的积累。不良的生活习惯与方式，是各种疾病的主要成因。如果一个人有多种不良生活方式，心理也不健康，那么他可能离疾病与早逝不远了。也就是说，真正的健康掌握在自己手中，要从一点一滴做起。

9. "一个意识一个行动"，养成健康好习惯

法国科学家乔治说："播种一个行动，你会收获一个习惯；播种一个习惯，你会收获一个个性；播种一个个性，你会收获一个命运。"一个人的后半辈子是由习惯组成的，而他的习惯却是在前半辈子养成的。这说明习惯对健康乃至长寿是长期地、持续地起作用的，它伴随我们一辈子，可见习惯对我们的重要性。为此要做到以下两点。

（1）要有一个健康的意识

当我们开始认识到习惯对健康所产生的影响时，就要下意识地注意自己的行为和习惯，不然光知道是没有用的，我们要清楚自己在日常生活中哪些行为是好的，哪些行为是不好的、对健康有害的，然后对那些不良的习惯进行改变。举个例子说，洗手，尽管每个人都知道饭前要洗手，但是怎么洗却少有人关心。有人说，洗手就洗手呗，在盆里放入水，将手放进盆子里，洗完了用毛巾一擦不就行了？错了。医生都是用流水洗手的，如果用盆子洗，手上的污

垢就会留在盆子里，当把手抽出来时，难免还是会带有细菌。洗完手后如果用挂在墙上的干布擦，那布上的细菌也会带到你手上，你的手还是不干净，而医生们一般都采用自然风干的方法或电吹干的方法让手上的水自然烘干。也许你会觉得很麻烦，但是，假若我们从一开始就这样做的话，那么现在还会觉得它麻烦吗？这就叫做"习惯成自然了"。好的习惯给我们带来健康，不好的习惯一不留神会带来疾病，所以说，养成一个好习惯真的很重要，但习惯并不是一下子就可以形成的，它形成或改变的前提必须是有一个强烈的健康意识。

（2）要改变习惯务必一定要行动

行为受制于意识，当我们有了健康的意识时，就要将这种意识付诸行动。比如：养成淡食的习惯，早睡早起的习惯，锻炼的习惯，洗手的习惯，洗脸的习惯，饮水习惯，保健的习惯等。在饮食方面注意营养吸收和营养均衡等。看起来好象没有什么，不是吗？这都是我们日常生活里见惯做熟了的事情嘛，但是，我们还是经常熬夜，经常应酬，经常饮酒，经常坐在电脑前十几个小时，经常在外吃快餐。要改变某些东西是不容易的，尤其是我们已经习惯了的东西。这就是为什么许多人越来越年轻就过早步入亚健康状态，二三十岁患高血脂和心血管病的人越来越多。这说明了什么？不良习惯正在侵食着我们宝贵的肌体，甚至危及生命。

10. 人类早衰早逝要注意"四大原因"

求得健康的主要方法在于保健。疾病、早衰的根本原因在于不知、不会保健。现代医学认为人的早衰固然有其内在的原因，但一般与以下四个方面的关系较为密切。

（1）生活失于规律

规律而节制的生活，对于防止和抵御疾病的发生，获得健康具有十分重要的意义。饮食不节（过饥、过饱、偏食、饮食过冷过热、无规律）、饮酒过多、劳逸失常、房劳过度等可造成脏腑功能失调、精气受损，进而导致疾病，加速衰老。古今中外，皇亲国戚、达官显贵、富贾巨商，短命者多，其负面经验是，吃山珍海味、美酒佳肴；官欲贪欲，财欲色欲，无节无度；养尊处优，不劳动，少运动，这些皆是生活失于规律的具体体现。要想健康，就必须保持规律的生活。

（2）情绪失于调节

中医认为，精神活动是脏腑功能活动的主宰，只有当人的情志活动和顺时，脏腑功能才能平衡、协调，才能保持身体健康。若情志失调，七情太过或过失，就会引起人体气血不和，阴阳失调，脏腑功能发生紊乱，造成各种病变，导致早衰。情绪失于调节是影响现代人健康的主要原因之一。社会环境的变迁，生活环境污染，生活节奏的加快，人们经济收入差距的拉大，皆成为影响人们健康的主要因素，而想保持健康的身体，维持生存竞争的本钱，最好的办法就是调节并保持好自己的情绪，健康地生活。

（3）禀赋有强有弱

禀赋有强有弱主要指遗传因素；而体质则是指人体在遗传性和获得性基础上表现出来的。人的功能和形态具有相对稳定的特性。中医很早就认识到人的寿命和禀赋强弱及体质好坏相关。但禀赋不是一个人长寿的决定因素。体弱的人可以通过科学的锻炼、合理的饮食、规律的生活，使体质由弱变强，即先天不足，后天补之。但如果一个人先天不足，又后天失养，生活失于节律，那体质很快就会处于虚弱状态，提早而逝。可以说虽然先天禀赋与人的健康有着极为密切的关系，但只要对此有正确的认识，采用科学的方法加以干预，一定能获得健康。

（4）药害意外加身

有些人身体有失健康，不是从科学的角度保养，而是只依靠药物，最后反而早衰早逝。历代皇帝无不以维"命"为至要，常以珍贵药材养护身体，但却少有长寿。根据史书记载，中国历代皇帝共209人，平均寿命39岁，其中活过50岁的仅24人，占11.5%。清朝有12个皇帝，平均寿命仅51.4岁。秦始皇欲求长生不老、永世称帝，曾派方士徐福带500名童男童女乘船赴东海蓬莱寻觅仙丹灵药，结果一去不返。最后他在尚未迈入天命之年，49岁时赴咸阳途中病逝。清同治帝吃得好，动得少，以鹿血壮阳，19岁早亡。这些事例说明，药害是影响健康的主因之一。现在，滥用、误用药现象相当严重，耐药性问题十分突出，更显药害的严重性。

11. 养生保健的"五个难点"

保健有五难，是历史上有名保健学家嵇康的有名论断，实则也是目前普通百姓保健方面的主要难点，此五者说明保健的根本是祛除不利于心身健康的因素。这五个因素是制约保健的关键。

（1）"名利"的干扰

一个热衷于"争名于朝、夺利于市"的人，不可能有健康的心身，名利是保健的大敌，只有断然去掉名利观念，才可能保持心身健康。

（2）"喜怒"的侵害

喜怒是情志的两个极端，一个人的喜怒哀乐等情绪如果活动过强、表现失当，就会导致疾病，损害健康；如果善于调控情绪，除掉不合理的喜怒，就可以促进心身健康水平的提高，也就是说情绪影响保健的成败。

（3）"声色"的破坏

如果一个人迷恋于声色犬马，过着荒淫靡乱的生活，那他要想获得心身健康，就会"难于上青天"。只有下决心改邪归正，与放荡不羁、淫乱不堪的生活一刀两断，才能与健康逐步接近。

（4）"滋味"的妨碍

所谓"滋味"，不是指满足基本生理需要的吃喝，而是指对大吃大喝、豪华餐饮的过分追求。如果总是迷恋于此种"滋味"，就一定会影响健康，只有在生活上始终保持朴素作风而不贪嘴的人，才能保持并增进自己的心身健康水平，饮食上滋味太过是招致疾病的根源。

（5）"神虑"的消散

中医理论认为神需形而存，形依神而生。在肯定形体产生精神的前提下，精神对形体有重大的反作用，因此，古代思想家、医学家认为，要保持健康，必须守住精神，不要让它消散，正如《黄帝内经》所说："得神者昌，失神者亡。"中国历史上伟大的养生家嵇康所谓的"神虑消散"之难，也就是这个意思，养神是保健的关键。

12. 每晚睡7～8小时的人，寿命最长

睡眠，在生命活动过程中占据着重要地位，但人们常常认识不足。人可以七天不进食（但要饮水），但如果真正七天不睡觉便有生命的危险。可见睡眠比吃饭还重要。而且人的一生之中，有三分之一以上的时间是在睡眠中度过的。睡眠可以帮助"恢复疲劳"，还清工作劳动中的"氧债"，调节各种生理机能，稳定神经系统的平衡，是生命之中重要的一个环节。有规律的保质保量的睡眠习惯，有助于增强体质和延年益寿。睡眠的好处是说不尽的，但医学研究表明，平均每晚睡7～8小时的人，寿命最长；每晚平均睡10小时以上的人，比每晚睡8小时者的死亡数高2倍。总的来说，健康活过百岁的中老年人要有早起的习惯，且每天平均睡眠时间为7～8小时。

13. 四种性格决定人的健康与长寿

性格是一个人情绪活动的倾向性和行为方式特征的总和。加强性格修养是健康活过百岁的一个重要因素。长寿者一般都乐观开朗。近年，国内医学专家对长寿老人性格进行了一次调查，发现四种性格决定着人的长寿。这四种性格分别为：乐观开朗型占51.14%，安静温和型占44.32%，孤独忧郁或性格粗暴型占4.54%，而

性格粗暴型不能长寿。

性格之所以与健康活过百岁有其紧密关系，主要基于以下几个原因：乐观开朗的人大都感情真挚、乐观豁达；安静温和的人大都"知足常乐，能忍自安"。正如古诗所说："老迟因性慢，无病为心宽。"忧郁型者多罹疾，喜怒无常，忧心忡忡，影响了长寿。而性格粗暴者，爱发怒，孤芳自赏，固执偏激，人际关系紧张。事实也是这样，相当多的长寿老人也说："我之所以长寿，是因为我有快乐的性格。"所以，人们要加强自己性格修养，一方面，要认识加强性格修养对健康活过百岁的重要，培养自己乐观开朗的性格。另一方面，要在日常生活中，注意陶冶自己性情。虽说江山易改，本性难移。但纵观人的一生，性格还是可以改变的，好的性格使自己受益终生。

14. 完美性生活能让人多活二十年

当提到性方面的医学研究的时候，人们很自然的就会联想到梅毒、淋病、衣原体、艾滋病毒等方面。从这个角度来看，性生活似乎是件十分可怕的事情。我们都知道，性生活是人类在传宗接代、繁衍后代大业中必须要做的事情。毫无疑问，它也给我们带来了无限的快乐。但是你知道吗，性生活对我们的身体健康非常有益。有些研究报告显示，适当频率的性生活可以帮助我们延年益寿：20世纪70年代一项关于性生活频率与死亡率的研究发现，男人适当高的性生活频率与低死亡率有关。对于女人，满意的性生活可以使女性寿命延长。研究发现，男人长期没有性爱，死亡率会增高。对于女性而言，性生活不和谐与心脏病有很大的关系。有研究人员对大约1000名45~50岁的男性进行长期的性生活跟踪调查。研究人员根据他们性生活频率的不同，将其分成3个小组：

A组——每个星期2次或更多

B组——每个月1次或更加少

C组——频率介于A、B组间

10年后研究人员发现，A组的死亡率最低，B组的死亡率是A组的两倍，C组的死亡率是A的1.6倍。研究人员还发现一个相类似的现象，性生活中出现的性高潮次数越多的人，死亡率、冠心病等其他疾病的发病率就越低。

15. "裤带"长短影响健康与长寿

体型与健康活过百岁关系紧密，"裤带越长，寿命越短"。腰细者活过70岁以上的约占95%，且很少患心血管疾病。科学家在调查600万人的体重与寿命关系时发现，稍胖的人从体能、抗病力到抗癌力，均比瘦人优，因而寿命高，而肥胖者，健康状况则不容乐观。大量科学研究也表明，超重和肥胖也是心血管病的独立危险因素。然而，近10年来我国人群的体重指数和超重率正在增长。流行病学研究还显示，在我国人群中，随着体重指数由低到高，心血管病的其他危险因素如血清总胆固醇升高、高密度脂蛋白胆固醇降低、空腹血糖升高等都逐步上升，而且人群中具有两个以上危险因素者的百分率也升高。而心血管疾病正是影响中老年人健康活过百岁的主要因素之一。

16. 健康活过百岁不能忽视经济因素

人类的平均寿命与社会经济发展水平和社会环境有关。一个战乱不断、经济恶化的国家，人是不可能长寿的，1949年以前我国人均寿命为40岁。新中国建立后，由于有优越的社会制度，经济不断发展，医疗水平不断提高，健康教育的增强，人均寿命目前已达73岁，据有关人士预测，未来中国人口平均寿命将有变化，主要是长寿和增寿。据预测，至2050年，中国人口平均寿命将达78.7岁，进入发达国家和地区水平。我们自身的发展就是一个很好的例证。日本人的平均寿命跃居世界之首，成为当今世界上人均寿命最长的国家之一，平均寿命男性为74.84岁，女性为80.46岁。为此，很多科学家与老年学专家合作，经过全面考察和分析，认为社会经济发达、生活条件优越与长寿的关系更为密切。从世界范围来看也是这样，健康活过百岁人数较多的国家，多是经济发达、医疗、健康教育和社会环境较为优越的国家，所以说社会环境对人类的健康与长寿有较大的影响。

17. 健康活过百岁与环境密不可分

环境与人们健康活过百岁有较为密切的关系，美好的自然环境对于促进人们心身健康有着十分重要的意义，从大多长寿的老年人来看，健康活过百岁与自然环境紧密相关。高山之上，林木茂盛，阳光充足，空气清新，泉水潺潺，鸟语花香，风景秀丽，环境幽静，远离闹市，极少污染，集中了优越的自然环境，是保健益寿的优良环境。在物质生活条件相同的情况下，常年忙碌于绿叶红花丛中的花匠，比长期居于花木稀少、空气污浊闹市的人长寿。人们发现，这些长寿之乡大多在山区，开门见山，出门爬坡，而且男女老少个个参加耕作、放牧、狩猎等活动，都有强壮的体格。这些地方居民日出而作，日落而归，生活极有规律。这些地方的人豁达大度，心情舒畅，笑口常开，热情友好。这里的人们听不到高音喇叭的尖叫和机器车辆的轰鸣，吸的是清新的空气，饮的是纯净的山泉水，到处是绿草、野花、森林和果树。低温、多氧的环境加强了人的心肺功能，增强了抵御寒冷的能力。不过，山区的地理环境是有限的，全世界60亿人不可能都到山林地区去生活，且饮食习惯也不可能与长寿乡相同，但我们可以从中得到启发：要成为健康、长寿老人，就要绿化、美化周围的环境，保护好周围的环境。好的环境是健康活过百岁的物质保障，保护环境就是保护我们自己。

18. 医疗条件促进健康活过百岁

生产力的发展，生活质量的提高，医疗保健条件的改善，为人均寿命不断延长提供了物质基础；与此同时，人类在同疾病、衰老、死亡的抗争中也积累了丰富经验，在临床医学、预防医学、康复医学、保健医学基础上，形成了自我保健医学，也就是运用综合平衡理论和自我调适方法，达到健康活过百岁目的的共同经验。研究健康活过百岁的学者们在撰写的长寿学著作中，多把医疗与长寿作为专题讨论，大家都十分重视医疗在长寿之道的作用。的确如此，病理性衰老比生理性衰老要出现得早，而且常常是决定寿命的主要因素。因此，利用医疗手段防治病理性衰老，使人按照生理性衰老的规律"尽其天年"，是长寿之道的重要途径之一。如果不防治病理性衰老，光从长寿药和长寿方法方面去保护生理性寿命，一旦出现病理性衰老，生理性寿命就会被病理性衰老所夭折。这就说明防治病理性衰老的医疗保健措施，对延年益寿是不可缺少的因素。目前许多国家和地区现有的社会保健医疗、家庭医生、人寿保险、健康指导和宣传教育等形式，对人类健康和寿命是有所帮助的。但是，医疗长寿学虽然有很久的历史，而其真正系统的研究和发展，还是近年来的事情。

19. 离婚有可能成为健康活过百岁的杀手

婚姻冲突常会影响当事人及子女的心身健康，离婚是仅次于丧偶的重大精神刺激，爱情与安全感的丧失、性生活的中断、社会角色的改变、子女教育问题的出现，都会对当事人的心理及躯体健康产生严重的影响。最常见的表现是抑郁、焦虑、滥用酒精、易疲劳、失眠、早醒等。有人对一组215名已婚服毒自杀者的研究中发现，以对婚姻不满为主要自杀原因的男性占68%，女性占60%，而其中17%的自杀行为发生于离婚后的一个月内。也有人报告，离婚者患精神病的比例为现婚者的2倍。因为离婚后，孤独与寂寞会使人精神抑郁，加上习惯了的婚姻模式被打破，一时又难以重新适应新的生活，无疑给当事人带来极大的心理压力，严重者便会导致精神疾患。离婚不仅会影响夫妇双方，还会危及子女的心身健康。现已公认，离婚对子女的危害大于对离婚者本人。夫妻离婚前后，大都伴随着争吵打架或冷漠不语，大大破坏了温馨的家庭气氛，使子女缺乏应有的安全感。有研究机构对102名自杀未遂青少年的调查结果表明，他们中2/3来自破裂的家庭。人们还发现，离异家庭的子女出现说谎、逃学及犯罪等现象大大高于完整的家庭。一项研究资料表明，离婚者与夫妻恩爱者相比，前者的寿命男性平均缩短12岁，女性缩短5岁；在20～40岁间，已婚者的死亡率比独身低50%。有人对989名50～60岁的人追踪观察9年，发现离婚者或鳏夫有22%死亡，而白头偕老者去世的只有14%；离婚妇女患子宫癌的死亡率比未离婚者高2倍。

　　总之，对婚姻中的夫妻而言，不断地相互适应、相互理解、相互信赖、相互关心以及彼此的沟通、价值的共享，是家庭幸福必不可少的重要因素。随着目前心理知识的普及，对婚姻危机的社会干预，无疑会对发展成功婚姻、减少失败的婚姻起到积极的帮助作用。

20. 健康活过百岁不可忽视遗传因素

　　遗传因素对人类健康活过百岁有较为明显的影响，从大多健康活过百岁老人的生存状态分析，长寿者其家族长寿的现象较为明显，有高血压、青光眼、糖尿病等疾病者，明显的表现出了较高的遗传性。但遗传绝对不是影响人们健康活过百岁的主要因素，况且人可以通过各种方式影响不良遗传因素。

实际上，中医研究遗传对人寿命的影响，有非常深刻的认识。明代医学家张介宾就遗传对长寿的影响进行了积极、认真的研究和探索，并提出了卓有成效的见识。他说："先天强厚者多寿，先天薄弱者多夭；后天培养者寿者更寿，后天所削者夭者更夭"，"两天俱得其全者，耆艾无疑也"，从而说明了人之寿夭与遗传有很大关系，但在很大程度上取决于人之本身是否注意摄养。即先天强者寿，先天弱者夭；后天培养者寿，后天失养者夭；先天强者，后天又慎之以养，则寿者更寿；先天弱者，后天又失之以养，则夭者更夭。为了使弱者增寿，寿者更寿，张介宾又指出："先天之强者不可恃，恃则并失其强矣；后天之弱者当知慎，慎则人能胜天矣。"说明了人的主观能动性在抗老延年中起着积极作用，遗传对中老年寿命辨证思想的影响，对于提高人类寿命具有重要的指导意义。

现代科学也已经确凿地证明，男性染色体是XY，女性染色体是XX。由于性别的不同，其生理、性别等方面都有些差别，而在寿命上也不相同。女性寿命一般比男性长，这在许多国家和地区都得到了证实。而女性寿命长于男性寿命，有人认为这是遗传的关系。而且动物当中，许多种动物的寿命都是雌性长于雄性，这就支持了女性寿命长与遗传有关的说法。但是，由于女性活动量、代谢和性的周期与男性不相同等种种因素，以及女性所习惯的生活环境等与其长寿可能有关系，我们如果从研究女性为何比男性长寿的一方面去探索长寿的一些规律，或许能有些新的发现。总的来说，我们不能否定雌性动物与雄性动物，女性和男性在生活习惯等多方面是有区别的，认为女性长寿完全是因为遗传所致尚不能完全肯定。是否男性按"仿生学"的理论去仿效女性的某些健康习性也利于长寿，如注重锻炼，不嗜烟酒，作为寻求长寿方法去研究，这也许是可供选择的思路之一。

21. 身高对健康活过百岁有影响

我国遗传学家对90岁以上长寿老人做过调查，发现长寿者的身高都在1.26~1.58米，体重为40公斤左右。国外有学者假设以1.73米为男性高矮的界限，调查750名已故者的身高与寿命的关系，结果发现矮个子寿命比高个子平均多9年；历届美国总统中矮者平均寿命80.2岁，高者平均寿命66.6岁；身高在2.30米以上的9个超级巨人，平均寿命只有39.8岁。

科学家认为，人类存在着一个适宜的高度，以便让身体的潜能得到最大限度的发挥。这个高度是：男性165~168厘米，女性159~162厘米。生理上特征：身材中等，平均身高男性为171厘米，女性为157厘米。体重不过重或过轻，而且在他的一生中，体重变化小，肌肉张力佳。皮肤看起来年轻，而且常运动。当然身高对健康活过百岁的影响不是自己所能决定的事情，只不过知道长寿与身高有关联罢了。

22. 乐观者长寿，悲观者早夭

乐观者长寿，悲观者早夭，是养生学家对情绪和长寿关系的一个精辟论述。据现代研究证明，长寿者大都是心胸开阔，处事热情，乐于工作，善于处理人际关系的人。相反，心胸狭窄，遇事忧柔寡断，斤斤计较小事者，不仅不能长寿，而且容易早夭。乐观情绪能够使人正确处理各种矛盾，能够使自己的心理稳定，解脱心理困扰。比如在经济生活中，始终以知足常乐的乐观主义对待，这样就不会被生活的琐事所烦恼。而心胸狭窄的人，则是小小的矛盾都会引起情绪上较大的波动，造成心理障碍，影响身体健康。乐观的人，始终抱着积极的态度对待生活，对生活兴趣盎然，主动锻练身体，抵抗疾病，对生活充满信心，在疾病面前，也能泰然处之，对恢复健康有促进作用。而心胸狭窄的人，在疾病面前则容易出现疑虑、担忧、悲观、失望，所以会起着相反作用。乐观的人，由于人际关系好，感情的反馈会使感情充实，使人感到愉快、温暖，而心胸狭窄的人，由于人际交往少，就会出现孤独、忧郁，生活单调、苦闷，这一切都会影响健康、长寿。

第二章

轻松活过百岁要牢记15个4字箴言

1. 背宜常捶

　　捶背，因能解除疲劳、振奋精神而受到人们的喜爱和广泛应用，不失为一种行之有效的保健方法。人体背部有丰富的脊神经，它们支配着人体运动及心血管和内脏的功能。捶背可以刺激背部皮下组织，促进血液循环，通过神经系统的传导，增强内分泌系统功能，从而增强抗病防病的能力。中医理论认为，人体背部有主一身阳气的督脉和贯穿全身的足太阳膀胱经，其上有大椎、命门、脾俞等穴位。捶背可以刺激这些穴位，起到疏通经气、振奋阳气、活血通络、养心安神、调整各脏腑器官的功能，从而达到阴阳平衡，健康活过百岁的目的。

　　捶背的方法分为自身捶打及他人捶打两种。自身捶打坐立皆可，双手握拳至背后，自上而下沿脊背轻轻捶打。捶打时身体稍稍前倾，拳至可能达到的最高部位，再自上而下至腰部，如此为一次，连续捶打5~10次。他人捶打可坐可卧，捶者手握空心拳，以腕发力，刚柔快慢适中，动作要协调。每次捶背时间超过30分钟，以上下轻轻叩打为宜。捶背用力大小，以捶击身体震而不痛为度。手法的轻重快慢不同，引起的反应也各有差异；轻而缓的手法使肌肉、神经产生抑制，适宜于精神紧张、情绪激动者；强而快的手法，能使肌肉、神经兴奋，适用于精神不振、倦怠无力、工作效率低下者。但对于患有严重心脏病，未能明确诊断的脊椎病变以及晚期肿瘤患者，捶背却有害无益。

2. 发宜常梳

"头为诸阳之会"是说头部是十二经脉中诸阳经相会之处。从十二经脉的走向交接规律来看，手三阳经止于头部，即手阳明大肠经止于鼻翼旁（迎香穴）；手太阳小肠经止于目内眦（睛明穴）；手少阳三焦经止于目外眦（瞳子髎穴）。足三阳经起于头部，即足阳明胃经起于鼻翼旁（迎香穴）；足太阳膀胱经起于目内眦（睛明穴）；足少阳胆经起于目外眦（瞳子髎穴）。手三阳经与足三阳经在头部交接，所以说"头为诸阳之会"。而梳发可以疏通头部经络。正如唐代医学家孙思邈说："可以使身体悦泽，面色光辉，鬓毛润泽，耳目精明，令人食美，气力强健，百病皆去。"另外，由于头部是人体阳经（属性为阳的经络）聚集的地方，经常梳头可刺激头部的经络引气血下行，防治高血压、脑动脉硬化，通调太阳、少阳之气；又能引气血上行，治疗脑供血不足。其可使头发乌黑发亮，又能起到消除疲劳，清醒头脑的作用。

梳发的具体操作方法为：用手指代梳按摩头部。用两手五指分开并屈指伸入头发间，如梳头样，从前额沿头顶至后脑循环往复按搓头部，每次梳头十次至百次。动作宜轻柔。或用木梳每日梳头3~5遍，每遍60次左右。其可以疏通头部经络，防止脱发和头发早白。

3. 面宜多擦

中医保健学认为按摩面部能激发阳气。历代养生家十分强调"面宜多擦"。《孙真人卫生歌》说："飞欲不能修昆仑，双手揩摩常在面。"现代医学认为，擦面能改善血液循环，增强面肤弹性，减少皱纹，滋润脸色，延缓衰老，可防治感冒、头痛脑胀、迎风流泪、牙痛鼻塞、面瘫淌涎等。

具体做法是：两手搓热后，用手掌擦面部数十次。或用双手轻擦、拍打面部，每次1～2分钟，每日2～3次。因经络系统中足三阳经都起于头面部，擦面可疏通经络，并有面部美容的作用。或每天清晨，将两手搓热，以中指沿鼻部两侧自下而上，带动其他手指，搽到额部向两侧分开，经两颊而下，像洗脸一样，擦10余次。此能使面色红润，少生皱纹，防止面部神经麻痹。同时具有消除疲劳、振奋精神的作用。此法有助于改善面部，尤其是耳、鼻的末稍血液循环。同时，配合揉点印堂、迎香穴。每日至少做两遍，方能生效。面部患有疮疖未愈时忌用。

4. 目宜常运

中医将其称为运睛，即眼球转动。方法为将眼闭上，眼球自左向右转动8次，然后再自右向左转动8次（亦可16次）。眼睛转动要慢，然后闭目片刻，再突然睁开眼睛。速度要均匀，每个转动方向可做2～4个节拍，眼睛疲劳，可适当休息。运目可加速眼睛局部血液循环，防止视力衰退、明目清神，能去内障外翳，还能纠正近视、远视。每天做几遍可以清肝明目。此法对于有眼花、眼疾的中老年人是一种较为合适的保健方法，经常应用可以保证年老目明、视物清昕。

我的一位朋友刘某今年51岁，他就是我指导运目保健颇有成效的典范事例。刘某多年从事机关文秘工作，前些年，经常长时间地使用电脑写作，因年龄和工作关系，在电脑前打字不到一个小时，就会觉得眼睛发胀、头晕、困倦，只得休息一下，这也许是应了他说的"花不花（眼睛），四十八"的眼睛衰老规律。后来我让他坚持运目，经半年多的锻炼，他的眼睛又恢复至前几年的状态，在电脑前打字几个小时也没有疲劳的感觉。他觉得这个方法很有效，而且简单易行，不仅可以作为眼的保建方法，延缓眼睛的衰老，还可以作为一些眼睛疾病预防和治疗的辅助方法，后来他每碰到同样的朋友都会告诉朋友运眼保健的方法。

5. 背宜常暖

背主一身之阳气，是中医经络督脉所在之处，常暖可使阳气运行并畅达全身经脉，起防病治病之作用，日常可采用按摩、晒太阳等方法。古人认为背部为督脉之所居，是太阳膀胱经之所舍。人感受风寒，多从背部起，故背部应经常保持温暖。从解剖学观点看，身体脊柱由颈椎、胸椎、腰椎、骶椎及尾椎连接形成，由椎管内脊髓发出的脊神经有臂丛神经，控制上肢、头颈肩部感觉及运动功能；胸部的脊神经负责胸前背后的肌肉收缩与皮肤感觉，还联系内脏；通向下肢的有腰骶神经丛，直接关系人体的行、卧、坐、立。这些神经与背部穴道之功能相似，根据热胀冷缩原理，风寒刺激常使颈肩腰背肌肉收缩、痉挛，不但引发肌肉酸痛、关节僵硬、活动不灵，还通过神经反射，出现头部或上下肢的症状。在现实生活中常暖背一方面可以防治感冒，另一方面可以固肾强腰。通常人们常穿的各种"背心"，便是背部保暖的服装。中老人如果能了解背对人体保健的重要性，就能够自觉加强背部的锻炼与调养，在晚间起床时给背部披一件衣服也是一种预防疾病的方法。日常生活中尽量做到背宜常暖，严防受寒。

6. 胸宜常护

古代养生家、医学家十分重视"胸宜常护"等养生动作。除强调背部要保暖避寒，预防受寒得病外，还要加强胸部的各种锻炼，达到宽胸理气、活血提神、养护心肺、延缓衰老的作用。古人认为胸前分布任脉及胃、脾、肝、肾等联络全身之经脉，通过擦胸、拍胸、扩胸的保健动作，开其穴，畅其经，活其络，行气血，养五脏，润六腑，从而使五脏六腑、四肢百骸的功能得到加强。

现代医学研究表明，中老年人体内有潜在的较强大的免疫力。要激发其作用，除用一些药物调节外，摩胸确为一有效良方。众所周知，胸腺素是由胸腺分泌的，它可以使不具有免疫功能的T淋巴细胞变成具有免疫功能的T淋巴细胞。人的胸腺在幼年和儿童时期发达，以后逐渐萎缩，25～45岁萎缩速度加快，老年期胸腺萎缩得更厉害，导致血液中胸腺素浓度下降，抵抗力减弱。科学研究表明，摩胸能调节胸腺的应激能力，使"休眠"的胸腺细胞处于活跃状态，推迟衰老，提高免疫功能，对抗老益寿起积极作用。摩胸的具体方法为：每天2~3次，用右手掌按住右乳上方，手指斜向下，适度用力推至右下腹。如此左右手交叉进行，一上一下为一次，共推36次，也可根据体质情况及耐受能力而定，关键在于持之以恒。

7. 腹宜常摩

摩腹古人称为摩脐腹、摩生门，即绕脐揉腹。唐代名医孙思邈"常以手摩腹"作为养生之道。宋代诗人陆游也常做"摩腹功"。事实上，他们都成了古代闻名的长寿者。

方法是：仰卧在床，两腿伸直，脚尖朝上，两手搓热，两手相叠，用掌心在以脐部为中心的腹部，顺时针方向分小圈、中圈、大圈各转摩12次。男性同时还可兜阴囊。目的是使先天之气和后天之气得以调畅。其能健肾强腰、滋阴壮阳、益气固精、健脾胃、助消化，久练对肾亏乏力及便秘均有疗效。加之中老年人大多肠胃不好，应用此法确是防病保健、延年益寿的最好选择。平时经常用手摩腹，可以清除腹胀，有助于食物的消化。本疗法极为简易，疗效确实，可单独应用，也可配合其他疗法同用。一般每日做3~4次，病症轻者，如一般食积、气滞腹胀等，一至数天即可缓解。病症较重或病程较长者，则须持续摩腹较长时间方见成效。

需要注意的是，本疗法操练时须匀速、缓慢、柔和、轻松自然。本疗法一般宜在食后半小时进行，不宜空腹进行。应用本疗法期间，仍须注意饮食适度，易于消化，不可暴饮暴食或过食肥腻生冷等。本疗法以调理慢性病为主，须持之以恒，日久方能显效，不可操之过急。若遇急性腹痛，首先得查明原因，不可贸然以本疗法治之，以免造成不良后果或延误病情。

8. 谷道常提

　　此法古人称为撮提谷道。谷道即肛门，故俗称提肛。提肛运动是预防和治疗肛门疾病，以及促进肛门手术后患者伤口和肛门功能恢复的一种较好的方法，在做提肛运动过程中，肌肉的间接性收缩起到"泵"的作用，改善盆腔的血液循环，缓解肛门括约肌，增强其收缩能力。患肛裂的患者主要是由于肛门括约肌痉挛引起的剧烈疼痛，使裂口难以愈合。相反，如果肛门括约肌过于松弛，对痔核和直肠黏膜的支持力不够，就会导致痔核脱出和脱肛。肛门疾病术后的人，因肛门括约肌多有不同程度的损伤，此时有效的肛门功能锻炼，可以改善局部的血液循环，减少痔静脉的淤血扩张，增强肛门直肠局部的抗病力，促进伤口愈合，以避免和减少肛门疾病的复发。

　　提肛运动坐、卧和站立时均可进行。方法如下：思想集中，收腹，慢慢呼气，同时用意念有意识地向上收提肛门，当肺中的空气尽量呼出后，屏住呼吸并保持收提肛门2～3秒钟，然后全身放松，让空气自然进入肺中，静息2～3秒，再重复上述动作；同样尽量吸气时收提肛门，然后全身放松，让肺中的空气自然呼出。每日1～2次，每次30下或5分钟。锻炼中要避免急于求成，以感到舒适为宜，关键在于持之以恒。

9. 肢体常摇

四肢经常活动，不仅锻炼四肢肌肉、筋骨，也能通过四肢运动促进内脏气血运行，增强体质。尤其是对脑力劳动者而言，一个埋头脑力劳动的人，如果不经常活动四肢，那是一件极其痛苦的事情。

方法为两手握拳，连同两肩，向前轮转，先由里向外下方转，再由外向里上方转，如摇辘轳状，然后再反方向转，各转24次。也可以先左后右，如转辘轳状。平坐，提起左脚向前缓缓伸直，脚尖向上，当要伸直时，脚跟用力向前下方蹬一下，做5次后，再右脚做。这样做能舒展四肢关节。此法对于中老年人预防肩周疾病，提高身体素质，具有极大的益处。

10. 皮肤宜沐

用手掌、干毛巾沐浴周身皮肤，即全身按摩，能疏通经络，活动气血，抗衰老，防疾病。古人称为干沐浴。即将两手搓热，常搓摩周身皮肤，就像洗澡一样。一般从头顶百会开始，顺次面部，两边肩臂，从上而下，胸部、腹部、后背至左右腿，依次擦之，可使周身气血通畅，舒筋活血，皮肤润泽而富有弹性。此法对于人们保健有极大的好处，方法简便易行，不受自然条件的限制，但关键是要持之以恒，长期坚持对身体健康必有好处。

11. 足心常擦

足心养生法由来已久，古人称为擦涌泉。涌泉在脚底前三分之一处，中医认为擦涌泉能固肾暖足，具有滋肾水、降虚火、镇静安神等作用，可防治眩晕、耳鸣、足部酸痛、浮肿及下肢挛痛等症，还可治疗失眠及足部萎弱、麻木等，对于延年益寿效果明显。

传统医学认为"肾为先天之本"，经常按搓涌泉穴，就能补精强肾，健体消疾。而且肾脏功能强壮后，对其他脏腑器官亦有保健作用，故主张搓脚底涌泉穴。在我国宋代此法就在民间盛行，《苏东坡文集》中有这样的记载：闽广地区很多人染有瘴气（疟疾），有个武将却多年安然无恙，面色红润，腰腿轻快，后来人们发现，他每日五更起坐，两脚相对，热摩涌泉穴无数次，以汗出为度。之后，很多人效仿此法，不仅很少得病，而且有多年痼疾的人也不治而愈。现代人同样认为经常搓揉脚心的"涌泉穴"可强身健体。涌泉穴是人体"足少阴肾经"中的一个重要穴位，也是反射医学中肾脏在脚部的"反射区"。

具体做法是：先泡洗双脚，再用右手握住右脚趾，用左手摩擦右脚的涌泉及附近的足心，直到足心发热为止。再将足趾略略转动，然后放开双脚向上、向后尽量翘起足趾，再收缩足趾，像这样反复翘、收数十次。右脚做过之后，换为左脚，方法如前。

12. 津宜常咽

咽唾保健是中医传统保健法之一。它是指用各种方式，使口腔多生唾液并咽入腹中的一种保健方法。唾液又名玉液、琼浆，为人身之宝。中医保健学认为，吞回唾液对人体有极大的好处。咽唾能洁口固齿、滋阴降火、补肾精、益五脏、延年益寿。此法古人称为咽津，津指口中的津液。平时口中津液可随时咽下。口中津液具有健脾胃，助消化之功用。咽下的口水，能灌溉五脏六腑，润泽肢节毛发。现代医学认为，人的唾液中含有一种叫唾液膜激素的物质，这种物质能促进细胞的生长和分裂，并能加速核糖核酸的蛋白质的合成。唾液中还有一种过氧化物酶，可以抑制致癌物质的毒性。经常运动舌体，保持唾液腺的旺盛分泌，有利健康，延缓衰老。咽唾保健法简单易学，方法多样，选择其中之一即可，练功时，或站、或坐、或卧均可，具体介绍如下。

（1）站姿练法

平心静气，缓缓吐气3次，再将舌伸出齿外唇内，上下搅动，慢慢地自会有津液涌出。当津液满口时，在口中鼓漱5~6次，再用意念分3次把唾液徐徐送入丹田。每次练功3~4次，每次生津3次。由于练津能化精，练精能化气，练气能化神，只要坚持不懈，定能收到精盈、气足、神全的效果，自然也能达到祛病健身的目的。上下牙齿轻叩如嚼物样二十几次；用舌头在口腔内、牙齿外左右上下转动各十几次，舌抵上腭，使唾液增多，接着漱口二十几次，将唾液分三小口轻轻咽下。治口苦、口干、口腻、咽痛、消化不良、食欲不振等症。

（2）坐姿练法

一是坐姿闭目冥心，舌尖轻舐上腭，调和气息，舌端唾液频生，当此津液满口后，分入咽下，咽时要汩汩有声，直送丹田。二是舌在口内舐摩内侧齿龈，由左至右，由上至下为序，做九圈。然后，以同一顺序舌舐摩外侧齿龈九圈。中医认为此法健脾胃、轻身、祛病。三是鼓漱华池，口唇轻闭，舌在舌根的带动下在口内前后蠕动。当有津液生后要鼓漱有声，共36次。津液满口后分3次咽下，并用意念引入丹田，此谓"玉液还丹"即玉液灌溉五脏，润泽肢体。如此长期坚持，五脏邪火不生，气血流畅，百脉调匀。

13. 齿宜常叩

叩齿是通过上下牙齿有节律的相对叩击运动锻炼，以防治疾病的一种方法。本法不受条件限制，推广应用较易，在我国已有悠久的历史。唐代医学家孙思邈说："清晨一盘粥，夜饭莫教足。撞动景阳钟，叩齿三十六。"由于本法简便易行，不受条件限制，流传应用广泛。随着社会的进步，生活水平的提高，人类的食物也日趋精细，结果使得咀嚼器官不能充分发挥作用，牙周组织不能得到适当的生理刺激。而叩齿可以弥补这方面的不足，它可以增加恰当的生理性刺激，促进局部血液循环，从而增强牙周组织的抵抗能力。

叩齿的方法：在每日早起和晚间，有节奏地叩击上下牙齿，一般先叩两侧白牙40次左右，然后再叩门牙30~40次，每日3次。叩齿时，要求精神放松，口唇轻闭。一般认为叩齿不仅能促进局部气血运行通畅，而且也能作用于局部经络，以坚固牙齿、延缓牙齿脱落等。叩齿要叩击得铿锵有声才能奏效。

14. 耳宜常弹

耳郭穴道繁多，分布规律恰如人体倒置胚胎。中医学认为"肾为先天之本"，"肾开窍于耳"，补肾即可聪耳，健耳可以强肾。何况肾主藏精，特别是"先天之精"贮藏于肾中，使肾成为脏腑阴阳之本，生命之源。因此，肾主宰人体生长、发育、生殖及水液代谢。经常弹耳可以"牵一发而动全身"，功效卓著。"弹耳功"方法如下。

一是用双掌心分别按住两耳（包括外耳道口），紧压6秒后急放手，以产生轻度弹响声，反复做6次。

二是双手掌心紧按两耳孔，两手中指放在脑后枕骨上，食指压在中指上，然后顺势迅速滑下弹叩后脑部，反复弹击15～20次。施行本法时，因耳中如闻击鼓之声，亦称"鸣天鼓"、"将军击鼓"。

弹耳功分两部分进行，前半部分要求双手紧压双耳（包括双耳孔）6秒钟，使耳腔内外气流受阻，耳腔内压力瞬间增高，然后再急速放松双手，造成气流冲击而产生轻度弹响。大多数人在练习完后，即有提神醒脑、精神为之一振的感觉，长期练习对耳鸣、听力下降、眩晕自有改善作用。但是，患有急性中耳炎的患者，由于中耳腔炎症、水肿及积水等，造成中耳腔压力异常，暂时不宜练习本法，以免出现耳痛。后半部分手法，除了紧压双耳孔，重点放在叩击后脑及枕部以达到健脑益智、防治感冒之效。而预防之道，贵在坚持。

15. 脊宜常捏

　　捏脊属于保健按摩方法，为中医外治法范畴。捏脊按摩具有平衡阴阳、扶正祛邪、调和气血、疏通经络、提高脏腑生理功能的作用。科学实验及临床实践证明：这种保健按摩术，可以增强人体的呼吸、循环、消化功能，从而达到保健的目的。

　　中医理论认为，人体中头部和背部正中线是督脉，脊椎属督脉循环的一部分。督脉是整个经络之纲领，刺激督脉穴位可以影响内脏和整个机体。脊柱由骶骨向上至颈椎第七节，几乎每个脊柱节段分布一个穴位，由长强穴至大椎穴共14个穴位，脊柱正中线旁开5分为华佗夹脊穴，再旁开1.5寸是足太阳膀胱经腧穴，自上而下由大杼穴至关元俞穴共分布了16个穴位。捏脊按摩法就是在这些背部腧穴较多的部位进行操作的。

　　其操作方法为：俯卧，全身放松，操作者站于一侧，一般常用三捏一提法。三捏是捏华佗夹脊穴，一提是提督脉腧穴，由长强穴至大椎穴自下而上依次照穴提捏，然后用揉推法推足太阳膀胱腧穴，自上而下从大杼穴至关元俞穴，左右两侧同样按摩，连续3~5遍，最后用叩击震颤法收功。

第三章

轻松活过百岁要知道12条健康妙计

1. 七勤一懒，寿命不短

勤确实是老年人健身的法宝，生活中许多健康活过百岁之人，都是勤字当先，很少有懒惰之人。人们要做到身壮体健，按照普通百姓的保健方法，最好就是在勤字上做文章，生活中应做到以下几点。

（1）勤思考

现代神经生理学研究表明，人的大脑越用越发达，越用越灵活，并有益于健康活过百岁。有人曾挑选了16世纪以来欧美最爱读书的伟人加以研究，发现其中寿命最长的人是发明家，平均年龄79岁。普通中老年人只有做到勤思考，才能够有效地防止阿尔茨海默病的发生，为自己提供一个头脑灵活的晚年。

（2）勤学习

学习不仅可以延缓心理老化，同时还能开阔眼界，推迟大脑衰老。尤其老年人掌握了保健知识，还能指导自己的生活，对一些心身疾病进行自我预防与自我治疗。勤学习可以使中老年人不断更新知识，了解社会发展变化，将自己融入社会，避免和社会生活脱节，保证心身健康。

（3）勤交谈

勤交谈是中老年人的另一保健方法，中老年人应常和他人交谈，通过和朋友交谈，可排除孤独苦闷感，心情愉快则利于心身健康。从生活实践来看，善于与他人交谈的老人患抑郁症的人较少，相反缺少言语的老年人患抑郁症、阿尔茨海默病的人则多。

（4）勤咀嚼

老年人由于牙齿松动及脱落等原因，不容易将食物咬得很细，只有细嚼慢咽，才能有利于营养成份的充分吸收。一般来说，人到老年肠胃大多功能不好，只有细嚼慢咽，才可以帮助中老年人肠胃功能的增强，才能保证食物得以充分消化。

（5）勤述病

老年人常有不典型的疾病症状，往往可能是大病的前兆。因此，老年人一旦出现了不舒服，应及时向亲人或医生仔细诉说，以便及早得以确诊和治疗。勤述病可以使自己的亲人、医生引起重视，避免产生不良的后果以及一些意外事件。

（6）手要勤

人的双手通过神经末梢与大脑有着及其丰富的联系，因此运动或者刺激双手，可以通过手脑反射活化大脑的功能。

（7）腿要勤

多让腿部肌肉、关节得到锻炼，不仅可以防止腿部的衰老，还可增强人体的新陈代谢，加速血液循环，强化呼吸系统。

（8）懒于计较

即保持"难得糊涂"的心理，相当于养生学上的"抑目净耳法"。抑目与净耳指的是要少听闲言琐事，主动淡薄是非，排解诽议，消除烦恼而自得平静，究其意亦即为提倡寡闻而寡欲，杜绝妄听而妄动。

2. 重视四梢，寿命自延

筋梢、肉梢、骨梢、血梢是人体的"四梢"。筋之梢为手指甲，肉之梢为舌头，血之梢为头发，骨之梢为牙齿。此"四梢"在青少年时期，多是旺盛不衰。但人一过花甲之年，就会筋肉萎缩、骨肉松弛、头发花白、筋梢回抽、背弯腰疼。此即"四梢"衰退之表现。如果坚持合理锻炼，再适当加强营养，即能推迟衰老，延长寿命。

（1）筋梢

老年人散步时，尽量穿平底鞋，两脚行走以趾抓地，两手时刻拳伸活动，这样会起到舒筋活血的作用。

（2）肉梢

人到老年，舌头自然发硬，说话不灵活，此系肌肉萎缩之缘故。老年人除加强身体锻炼外，还应学习说"相声"的基本功法，舌头要经常做吞吐锻炼，长期坚持谈吐也就灵活自如了。

（3）骨梢

人到老年，牙齿多数损坏不整，故在锻炼时，应做少刚、多柔之运动，适当补钙，如鱼类、虾皮或瘦肉，并要多吃带根之蔬菜。

（4）血梢

中医认为发即血之末梢，人老发白，多是血之黏度过高、流速较慢，血难以充足末梢。老年人要使血液新鲜，流畅不衰，须锻炼心身，引气催血。此道行之易，但坚持难。最好能进修简易"形意"、"太极"、"八卦"三种拳术中之一种。此类拳术古称为上三门，近称为第一类拳，既能保健又能自卫，对老人保健极为有益。

3. 防老三法，诀窍可传

普通的健康活过百岁的老人有许多健康活过百岁的经验，有的人有许多健康活过百岁的诀窍，其实说起来也不复杂，如果能长期实施，您还真有可能成为健康活过百岁的的典范。这些健康活过百岁的老人的诀窍如下。

（1）良好的心理

良好的心理是健康的重要标志，异常的心理状态则是致衰的主要因素。多疑、焦虑、恐惧、易怒等都不利于心身健康。不论是身处顺境还是逆境，都要勇敢地面对社会，面对生活，善待生命，善待自己，知足常乐。要搞好社会人际关系和家庭关系，积极与年轻人交往，保持心理年龄年轻化。

（2）合理的营养

合理营养、平衡膳食是抗衰防病的重要措施。要早晨吃饱，中午吃好，晚上吃少。限制热量、糖、动物脂肪、胆固醇以及食盐的摄入，注意补充奶类、豆类、鱼类、海产品、瘦肉、维生素、微量元素、钙和纤维素等。胆固醇每人每天不超过300毫克，食盐不超过8克，另外还应选择一些五谷杂粮、蔬菜、水果等。

（3）长期的锻炼

经常活动、常进行体育锻炼和一些力所能及的劳动，不但能使身体气血流畅，增强体力，改善生理功能，而且能提高免疫功能，防止和治疗疾病。老年人应根据自己的身体情况和爱好，确定自己的运动项目和运动量，如散步、慢跑、健身操、太极拳、气功等，使全身各个器官系统得到全面锻炼。体育锻炼贵在坚持，不应操之过急。注意晨起和饭后不宜激烈活动。

4. 学会五乐，寿命自延

五乐是许多中老年人健康活过百岁的法宝，它来自普通百姓的生活，来自于健康活过百岁百姓的经验总结，对于中老年人健康活过百岁具有一定的指导意义。

（1）知足之乐

中老年人只有具有知足之乐，才能做到行也安然，坐也安然，贫也安然，富也安然，名也不贪，利也不贪，生活寡欲，知足赛过活神仙。如果不知道知足的乐处，健康活过百岁则难以保证。

（2）天伦之乐

中老年人随着年龄的增长，要有天伦之乐之心，天伦之乐是健康活过百岁的增强剂，平时如能赏心于夫妻之情、父子之情、母子之情、手足之情，使亲情无限，这样有利于心身健康，可以避免孤独悲伤。

（3）助人之乐

中老年人把帮助别人当做自己最大的乐事，则心情爽快，胸襟开阔，这样无疑会体健寿长。助人之乐是健康活过百岁百姓的经验总结，有相当多的健康活过百岁者都有助人为乐的习惯。助人为乐，可以使自己心理上得到满足。

（4）忘年之乐

忘年之交是活力的源泉。中老年人要不拘年龄辈分，要多和青年人交朋友，这能使自己产生愉快、轻松、乐观、充满希望的情绪，有益于健康。多几个忘年之交，可为自己增添几分活力，使自己年轻几岁。

（5）读书之乐

博览群书，增加智慧，不断更新观念，接受新的事物，既是人类认识世界的精神动力，也是生命中最快乐的追求。中老年人随着年龄的增长，不要忘记了读书，读书不仅可以使你增长知识，而且还可以使你年轻。

5. 仿生四法，简便效验

普通百姓健康活过百岁的方法多种多样，而且既简单又方便，在生活中易于推广，易于学习，不受时间、地点的限制，如能坚持，确实可使您取得意想不到的效果。这也是您身边百姓的健身经验，主要有以下几点。

（1）猴行

人到老年活动少，身体缺乏锻炼，肌肉会慢慢萎缩，内脏功能也逐渐衰退。若学猴子那样多活动，使体内气血流畅，不易发生脑血栓或心肌梗死，同时躯体与内脏的功能得以维持正常，衰老发生的进程缓慢，自然就会延年。每天可步行至公园打打太极拳，跳跳健身舞，呼吸新鲜空气，同时放松全身，这样易消除疲劳，振奋精神。

（2）蚁性

人到老年其性格往往变得较孤僻，不愿与人往来。这样，烦恼就容易缠身，衰老现象就来得早些。如果像蚂蚁那样成群活动，平时多与人接触，多与人谈心，相互交流，可使自己过得轻松愉快。

另外，要学习蚂蚁进食的方式，细嚼慢咽，悠哉，悠哉，这样慢进食方能充分消化各种营养成分。

（3）龟柔

要想健康活过百岁可学龟柔，与人和蔼相处，不要因一点小事就动怒，更不要出言伤人。要"失之泰然，得之淡然"。殊不知，常与人争，动肝火，易患高血压。这种性格的人，一旦有高血压与冠心病，极容易发生脑溢血与心肌梗死，后果十分严重。

（4）爬行

爬行指四肢着地进行爬行锻炼。爬行锻炼能调整血液循环和血液分配，减轻心脏和脊柱的垂直负荷，对于防治心脑血管疾病、内脏下垂、脊椎慢性疾病有帮助。孕妇进行适度的爬行锻炼可增强腹肌力量，预防难产，产后爬行有利于子宫复位。

6. 要想长寿，"六戒"共勉

要长寿，六戒共勉，是许多健康活过百岁百姓的经验总结，有益的保健长寿方法有许多种，但不良的生活习惯同样有许多种，如果在生活中不加注意，不能戒除生活中的不良习惯，既使有了好的健康活过百岁之法，也不一定能够达到健康活过百岁的目的。

（1）戒美餐

中老年人随着年龄的增长，如果每天都有鸡鸭鱼肉及各种高热量食物，使得人体的能量收支平衡出现问题，时间长了，就会促发高脂血症和动脉粥样硬化，引起不必要的麻烦，美餐反而给您带来的不是幸福，很可能是无穷无尽的烦恼。

（2）戒急扭头

上了年纪的人，由于大动脉硬化、颈椎病的影响、颈部骨质增生，会造成大脑相对供血不足，如果在扭头过急、过猛时，常会因为血压突然下降而引起脑供血不足，造成晕厥跌倒。所以为了避免晕厥跌倒，扭头则不可过急。

（3）戒突然蹲起

中老年人不可久蹲，久蹲以后要慢慢起立，突然站起，全身血液骤然集中于下肢，脑部组织会发生短暂时间的缺血，出现突然昏厥。患有心血管疾病的患者更应引起注意，有的人就是在突然蹲起时引发心脏病的发作。

（4）戒行路慌忙

老年人肌力减退，骨质疏松而脆弱，所以系统反应能力下降，反应迟钝，再加上注意力不易集中，容易由于自己的一时大意，出现事故。生活中这样的事例举不胜举，不少老年人就是在过马路时慌不择路再加上反应迟钝而出现事故。

（5）戒大喜大悲

老年人心血管功能已减退，如果情绪急剧变化，会给心脏增加负担，往往出现突发性心肌梗死或脑溢血。生活中由于大喜大悲引起的悲剧不在少数，相当多的心血管患者就是由于偶然的大喜或大悲，造成突然的意外。

（6）戒热水烫澡

洗澡时水温太高，容易使全身血管迅速扩张，从而使心、脑血管产生不同程度的反应，招致某些心血管病的发生。对于患有心血管疾病的人更是如此，有的心血管疾病患者就是由于洗澡时水温太高，而引发心脏病发作造成不良后果的。

7. "七伴"自己，生命永远

中老年人要想达到健康活过百岁的目的，保健延年，"七伴"有神效，这是一位健康活过百岁百姓的生活总结，如果中老年人在生活中能够实行，会给您带来极大的好处，使您生命永远，这"七伴"主要有以下七点。

（1）众伴

物以类聚，人以众壮。能与周围的人融洽相处，远离孤独，生活充实，交流丰富，相互帮助，充满信任，有安全感必健身延寿。众伴是中老年人的一种最方便的保健法，众伴将使您开朗，孤独将给您带来抑郁。

（2）爱伴

爱老爱小，爱家庭，爱社会，有爱恨则少，有爱心更宽，不仅被他人爱，而且自己也付出爱，对人间充满爱，那么心境会更好，心态更正常，从而童心不泯，抗衰延年。爱他人将会使你得到回报，爱将使你充满乐趣。

（3）艺伴

无论你有没有"艺术细胞"，也应培养自己的艺术爱好。琴棋书画和游鱼花鸟沾恋上几样，丰富生活，增添情趣，养性怡情，调节生理和心理，可使大脑和心情更加活跃。艺伴是普通百姓的常见保健法，艺伴将使您生活充实。

（4）说伴

有道是"树老根多，人老话多。"想到就说，实话实说，否则也会憋出病来的。说也是一种通气化瘀的良药，无论高兴事还是烦恼事，也无论是喜事还是苦事，一吐为快。说伴将使你能够及时发泄心中的不快，防止情绪的抑郁。

（5）乐伴

俗话说："笑一笑，十年少；乐一乐，疾病消。"笑是美好心情的自然流露，能解除心理上的疲惫和痛苦，乐观豁达体更健，心境坦荡宜长寿。乐伴使人年轻，健康活过百岁的老人，大多都是与乐相伴的人，抑郁少乐的人多是疾病捆身的人。

（6）游伴

青山绿水，大自然壮美，置身其中，感觉甚好。游山玩水，走低登高，返朴归真，清新振神。常到绿色的自然环境中去游览，空气新鲜，视野开阔，实乃长寿秘诀之一。游伴将使人精神得到调节，抑郁得以发泄。

（7）素伴

衣着朴素，三餐多食素，特别是常吃含叶绿素多的蔬菜。居室简朴，性欲有度。人老了更要清洁简朴，丢弃那些不需要的瓶瓶罐罐，方便起居。瓜果蔬菜，豆谷牛奶，宜粗宜素。素伴将使中老年人心态平和，安于素伴，将使人心宽体健。

8.讲究"三美"，健康有神

当您步入老年时，切莫因年老而放弃对美的追求，热爱生活，积极进取，经常注意美化生活，就能够使您年轻十岁。但您必须在以下几个方面付诸行动。

（1）讲究内在美

人的内在美，包括文化修养、道德品质、精神境界和志趣情操等。随着年龄的增长，老年人在外貌形体上会失去青年时期的自然美，但却可以通过保持、培养、充实心灵美，来达到美的最高境界，比如保持进取精神，老有所学，老有所为，严于律己，乐观豁达，待人谦逊、热诚等，把完善自己作为晚年的一大目标。

（2）追求风度美

老年人在讲究风度美方面占据一定的优势。有人说"美是蕴藏着真正的社会深度和人生真理的形象。"由于老年比青年人具有更多的人生阅历、更具有内在的深度，因而也就更容易显露美好的风度。比如，和蔼慈祥、智慧优雅、端庄稳健都是长者良好的风度。

（3）注意服饰美

在服饰上应庄重、高雅、富有时代感，在容貌上经常配些恰到好处的修饰，这是美的享受。青年人、中年人有这种享受，老年人也应该有这种享受。如果一位老年人整天蓬头垢面、衣衫不整，就会给人一种苍老的感觉。相反，衣着、容貌整洁，就会显得朝气蓬勃，越活越年轻。

9. 清肠四法，有益健康

历代医学家有"想长寿、肠须清"之说，此话有一定的科学道理。有些人因肠中食物积滞而容易生毒，很多肠胃疾病甚至癌肿都由此而发。适度的饥饿使植物神经、内分泌和免疫系统受到冲击，然后通过机体生理内环境稳定功能的重新调整，提高人体承受生理负担的能力，使各种心身疾病得到改善。可以说保健祛疾，排毒第一。保持肠中常清的办法有以下四种。

（1）饮水跑步排便法

中老年人每天早晨起床后，在跑步前先饮一杯白开水，再去跑步。每天慢跑30分钟，有利于中老年人防治便秘，治疗疾病，强身健体。中老年人最低每周需做1次出汗运动，如跑步、体操等。

（2）按摩排泄通便法

按摩是防治中老年人便秘的有效方法之一，中老年人要坚持每晚用热水洗脚，因为脚是体内毒素的最大沉积处。洗脚之后，可自我按摩足心，或每天睡觉前自我按摩腹部，以达到防治便秘之目的。

（3）饮食调养通便法

常吃富含纤维素的食物，如粗杂粮、薯类、芝麻、梨等，纤维素是最佳的清肠通便剂，它在肠道内吸收水分，吸收毒素，促进通便。常吃排毒食物，如黑木耳、绿豆汤、猪血、海藻类（对放射性物质有特殊亲和力）、绿茶等。

（4）服用药物通便法

常饮大黄液者比不饮者寿命长10～30年。大黄的泻下作用足以消除肠道内的有毒物质。因大黄可"荡涤肠胃，推陈出新，通利水谷，调中化食，安和五脏"。对中老年人的顽固性便秘，要去医院在医生的指导下服药治疗。

10. 书法养生，作用有三

有的中老年人早晨起来就写字，用它代替散步，也会心身健康。老年人学书法为了消遣，无需求速。现在提倡老有所学、老有所为、老有所乐，有的中老年人喜欢书法，便把书法当做一种每天的"临时工作"，经过一段时间以后身康体健。这些老人经过总结，认为书法主要有以下三种作用。

（1）书法能调气

气在人身上是很重要的，人不能不呼吸，呼吸就离不开气。如果没有气，人就死了。所以孟子说"我善养吾浩然之气，是气也于大至刚，充塞乎于天地之间。"有人曾经把太极拳和写字做过比较。据说打太极拳的方法，先要求人要放松呼吸，不要紧张，把气收敛起来，然后以意使气，把气运行到全身各个部位，使它畅通无阻，像周天一样循环往复就可以治病强身。这也和书法一样，古人说"书者散也，欲书先散怀抱，任情恣性，然后书之。"就像是打太极拳开始时的情况，先要把气放松。在开始书写的时候，要意在笔。意到笔到，意不到笔不到，也和以意使气一样。一个字的笔画，前后要以意贯通，才能把字写好。这和打太极拳实则是一个道理。打太极拳是静中有动、动中有静，书法实则也是同样。

（2）书法可以活血

血在人体内是流动的。医生给人看病要把脉，要试试脉搏快慢。脉搏的跳动是有规律的，快了、慢了都不好，都是病相，必须平稳才算正常。这和写字也是一样，运笔也要随着脉搏的动作去动作。不能太快，太快了是画字，不是写字。所以善书的人行笔住笔，一提一按都是有节奏的。这就像流水一样，要缓缓细流、微波涟漪，细水长流才可供人欣赏。若是惊涛骇浪、水势光涌，或者泛滥，那就没有趣味了。与此相反，要是一潭死水，必定浑成了恶水坑，自然不足观了。所以人们在赏玩风景的时候，站在小溪旁，看着水中的浮萍，小鱼游泳，怡然自得。这些都说明人的心理和行动都喜欢动静适宜，不慌不忙，才算安适。这种情况恰好和练书法动作一样。所以说，写字可以活血，可以防病，也可以保健，都是一个道理。

（3）书法可以安神

人的精神是很重要的，可是精神需要培养。有的人精神旺盛，有的人精神不振。在书法上说，有人写出字来有神韵；有的虽然字形完整，有形而无神。这是什么原因呢？都是由于修养不够。我们说写字的过程，就是保养的功夫。在一个人写字的时候，他不知不觉的就要全神贯注、聚精会神，不注意就会把字写错，这样写下去精神自然归纳起来。日子长了，养成习惯，自然就会使精神一天一天的培养出一种高雅的气象，而且由于有了写字的习惯，就产生了乐趣，有了美感，由此可见写字是可以用来取乐的。中老年人如果能做到经常快乐，自然心身健康。俗语说"忧能致疾"。如果经常快乐自然就不会生病。而练习书法，也常常感到一心只在字上把什么事都忘了。一幅字写好以后，拿起来一看，没有什么毛病，自我欣赏，也能产生一种乐趣。如果有人再加赞赏，不由的产生一种满足之感。这也是人生的一大乐趣，如此说来，它可以保健，使你的精神愉快，就是自然而然的事情了！

以上三项调气、活血、安神都是爱好书法的好处，这三项对人的身体健康自然都是很需要的。但练书法要定时和持久。

11. 无事钓鱼，益莫大焉

"西塞山前白鹭飞，桃花流水鳜鱼肥。青箬笠，绿蓑衣，斜风细雨人未归。"这首唐代诗人张克和所作的情景交融、有声有色的春钓诗，生动地体现了春钓的情趣。垂钓是一种行之有效的自我精神疗法。水边河畔，空气中负离子多，可使人心旷神怡。垂钓都端然静坐，使人心平气和，思想集中，对健康大有裨益。垂钓何以能疗疾呢？首先在垂钓之处，草木葱茏，可散发出氧气、负离子、杀菌素和芳香物质，有益大脑健康，增强记忆力。对哮喘、肺气肿、高血压、失眠、消化性溃疡等身心疾病有很好的治疗作用。此外，静心等候，类似于气功中的静坐，可使气血阴阳归于平衡。而当鱼儿欲上钩时，全神贯注，凝神静气，严阵以待，一旦鱼儿上钩，欢快轻松之情溢于言表，从而达到"内无思虑之患，外无形疲之忧"的最佳养生境界。此种境界能冲淡人们精神上的忧虑，患者处于这种精神状态中，必然有利于疾病的医治和病情的好转。

12. 园艺养生，勤劳体健

园艺养生是让患者在一定条件下从事园艺活动，即对蔬菜、果树、花卉和观赏树木等植物进行栽培管理，使人们在绿色的环抱中得到情绪的恢复和精神的愉悦，令人在清新、馥郁的芳香之中，得到性情的陶冶和唤起美好的回忆。从事园艺活动的好处甚多，辛勤的劳动可获得果实，并经常吃到新鲜而有营养的食物，饱尝亲手栽培的乐趣；园艺劳动时，肌肉可得到锻炼；人在充足的阳光和清新的空气中会感到生气勃勃、精神焕发；那迷人的绿色和花香，会给人带来心情的喜悦和情绪的升华，可促进患者增强信心，使疾病早日痊愈。唐代著名诗人白居易就非常崇尚园艺养生，在此方面可与杜甫并驾齐驱。他每到一地为官，不论时间长短，都要植树种花，以资欣赏。他在《种桃杏》诗中说"无论海角天涯，大抵心安即是家。忠州且作三年计，种杏栽桃拟待花。"他的那道《东坡种花》诗对此中情趣表现得最为突出，"持钱买花树，城东坡栽。但购有花者，不限杏与梅。百果参杂种，千枝次第开。花枝荫我头，花蕊落我怀。唯此醉太守，尽日不能回。"由此可见，园艺植物所透露的蓬勃朝气和盎然生机能给人以生活美的享受。在园艺操作中能消除神经紧张和身体的疲劳。让某些患者离开病床到室外去从事力所能及的园艺活动，看到绿色，闻到花香，可使其忘却烦恼，减少病痛。在国外，具有园艺治疗设备和专业人员的医院非常之多。从事园艺活动(种花、锄草、培养幼苗等）有助于减轻精神压力和忧郁，调节人体大脑皮层的功能活动，促进失眠症的好转，而这些好处目前已得到医学家的肯定，所以有病的人不妨把自己溶于大自然之中，从园艺活动中找到乐趣，调节自己的精神，达到防治疾病的目的。无病的人也可将园艺养生作为一种高雅的养生方法。

第四章

轻松活过百岁要掌握29个饮食法则

1. 健康需要"七大"营养素

人过中年后新陈代谢减弱，尤其是老年人，60岁人的基础代谢比20岁人的减少16%，70岁人的减少25%。所以老年人对营养物质有以下一些特殊的要求，这些特殊要求需要对中老年的饮食结构进行调整，以适应中老年人对营养需求的变化。

（1）蛋白质

蛋白质是生命的物质基础，一切组织和细胞都是由蛋白质组成，生命的产生、存在与消亡无一不与蛋白质有关，蛋白质是生命存在的形式，也是生命的物质基础。人至老年后，体内的分解代谢增加，合成代谢减少，所以老年人要适当多吃一些富含蛋白质的食品，至少应当和成年期吃得一样多，每天每公斤体重为1~1.5克，到70岁以后可适当减少。因为蛋白质代谢后会产生一些有毒物质，老年人的肝、肾功能已经减弱，清除这些毒物的能力较差，如果蛋白质吃得太多，其代谢后的有毒产物不能及时排出，反而会影响身体健康。所以，老年人蛋白质的摄入量一定要适量，既不能少，也不宜过多。

（2）脂肪

脂类是脂肪和类脂的总称，是不溶于水而易溶于有机溶剂的化合物。其中，脂肪主要是指甘油三酯，即由甘油与高级脂肪酸化合而成的各种脂肪，由于其熔点的不同而在常温下有些呈液体状，如我们食用的菜籽油等，有些则呈固体。类脂，则包括由单纯脂加上磷酸等复合而成的磷脂（甘油磷脂和鞘磷脂）、与糖类结合而成的糖脂（脑苷脂和神经节苷脂）、脂蛋白、胆固醇及胆固醇酯(胆固醇与脂肪酸结合）等一类化合物。那么，脂类有哪些作用呢？

对于人体，脂类起着重要的作用：一是最佳的能量储存方式，如1克脂，不仅体积比1克糖小，而且能量高达39.06千焦(9.3千卡），糖仅为17.22千焦（4.1千卡），从而在必要时提供人体大量热量。二是构成生物膜的主要成分。三是协助脂溶性维生素的吸收，提供必需脂肪酸。必需脂肪酸是指人体需要但自身不能合成，必须靠五谷杂粮提供的。四是调节体温，保护内脏。如大网膜保护腹腔脏器，皮下脂肪保温。五是参与生物信号的传递，如固醇类激素可激发一些酶的活性。在人体中，各种脂类必须保持合理的组成成分、结构和动态平衡，并参与蛋白质、糖等其他营养素的作用，方能充分发挥其有效、有益的作用。一些脂类如甘油三酯、胆固醇过多，高密度脂蛋白低，而低密度脂蛋白高则可起有害作用，易导致心、脑、肾血管的硬化。

（3）糖类

糖类又名碳水化合物，由碳、氢和氧3种元素组成，被称为生命的燃料。供给能量是糖类的最主要功能。但人到了一定的年龄，对糖类的需求就有了相应的变化，老年人对糖类（淀粉类食物）的需要量是很严格的，老年人对糖分过多、过少的适应能力减弱。因此，不少老年人都有患轻度糖尿病的趋势。但是，水果和蜂蜜中所含的果糖，既容易消化吸收，又不容易在体内转化成脂肪，是老年人理想的糖源。

（4）维生素

维生素是维护人体健康、促进生长发育和调节生理功能所必需的一类有机化合物。它既不参与构成组织，也不供给热能，但能帮助机体吸收大量能源，是构成基本物质的原料，起到酶和激素一样的作用。老年人对各种维生素的需要量有所减少。但是，由于吸收不良或排泄增加等原因，老年人往往有维生素缺乏的现象。老年人应该注意摄取的维生素有维生素A、维生素B_1、维生素B_2、维生素C、维生素E。这些维生素主要存在于绿色或黄色蔬菜、各种水果、粗粮及植物油中。老年人多有维生素D缺乏的现象，使钙质的吸收减少，所以50岁以上的人往往有骨质疏松症，特别是女性较多见。因此，老年人要多吃些含钙量较高的食物如骨头汤、牛奶等。患有骨质疏松症的老年人，每天可补充钙质2克。为了促进钙质的吸收，应多晒太阳，以增加体内维生素D的含量。

（5）水

水是生命之源，是维持机体正常功能活动的必需物质，这个结论没有人怀疑。但具体来说水有什么生理功能呢？这可能没有多少人能回答得上来。医学专家说：水有止渴、镇静、稀释血液、散热、润滑、利尿、运送营养等功效。而中医认为，水有"助阳气，通经络之功用"。水的主要生理功能如下。

水是构成人体组织和细胞的重要成分。水占人体体重的65%，脑组织大约含水分85%，血液含水高达90%。人体每个细胞都含有水分，一旦缺水，细胞的功能就会受到影响，因此说水是维持人体生命的极其重要的营养素。

水是人体内一切代谢反应的媒介。人体组织是一个有水的环境，体内的一切代谢活动都是在有水的环境中进行的，离开了水，一切代谢活动将无法进行。

水是输送养分和排泄废物的载体。人体吸收的各种营养物质必须溶解在水里才能运输至身体各个部分的组织和细胞；同时，组织和细胞产生的代谢废物、有害物质也必须要溶解在水里才能运输至排泄器官（如肺、肾、皮肤等）。若摄入水量不足，就不能顺利地排出有害物质。此外，水还具有调节体温和润滑的作用等。

（6）矿物质

人体所含各种元素中，除碳、氢、氧、氮主要以有机化合物形式存在外，其他各种元素无论含量多少统称为矿物质。矿物质按各种元素在人体内含量的不同，可分为常量元素和矿物质。常量元素是指占人体总重量的0.01%以上的元素，包括碳、氢、氧、磷、硫、钙、钾、镁、钠、氯等10种，它们构成机体组织，并在体内起电解质作用。矿物质是一个针对常量元素的相对概念，是指占总体重0.01%以下的元素，主要有铁、铜、锰、锌、碘、硒、铂、铬和钴。矿物质顾名思义，具有两方面的含义，一是指含量很少，二是指人体对它们的需要量很少，但不可缺少。还有的营养学家根据人体对矿物质的需求情况，又将其分为必需矿物质和非必需矿物质。营养学家说，矿物质在生命过程中所起的作用是不可估量的，因为宇宙间的一切物质，无论是有生命的还是无生命的，都是由元素参与构成的，尤其是矿物质，它参与人体组织构成和功能完成，是人体生命活动的物质基础。

（7）膳食纤维

20世纪70年代前的营养学中没有"膳食纤维"这个词，而只有"粗纤维"。粗纤维曾被认为是对人体不起营养作用的一种非营养成份。然而通过近20多年来的研究，发现并认识到这种"非营养素"与人体健康密切相关，它在预防人体的某些疾病方面起着重要的作用，同时也认识到这种"非营养素"的概念已不适用，因而将"粗纤维"一词废弃，改为"膳食纤维"。现在一般将膳食纤维分为两类：一类为可溶性的，一类为不可溶性的，二者合并即为总的膳食纤维。这两类膳食纤维对人体的某些慢性非传染性疾病起着预防和保健作用。因此也可以说"膳食纤维"是食物中具有保健功能的有效成份。由于膳食纤维不是单一实体，而是许多复杂有机物质的混合物，因而给予膳食纤维唯一明确的定义就有一定的困难。最为接近的定义是，膳食纤维是人体消化酶不能消化的食物成份的总体。这一定义和膳食纤维这一名称，现在已普遍被人们接受。具体来说它属于糖类物质的范畴。由于纤维素不能被人体消化吸收，所以在从前被认为是无营养价值的物质，人们对膳食纤维不够重视。近年来人们发现不少疾病如结肠癌、动脉硬化、冠心病等与膳食中缺乏纤维素有关，于是纤维素越来越得到人们的重视。

2. 健康活过百岁要有合理膳食

　　长期以来，由于人们缺乏科学饮食的意识和平衡膳食的方法，以致很多与膳食有关的现代文明病集中出现在中老年人身上。因此，中老年人的合理膳食常常成为他们生活的重头戏。因为大多数中老年性常见病和多发病都不是短期内造成的，多是在壮年期或更早时就已经萌芽了。人到中年以后，机体开始逐渐衰老退化，加上机体的活动量逐渐减少，代谢率降低，各系统器官的生理功能减退，特别是胃肠功能及机体调节适应能力减弱，因而代谢就容易受到膳食质和量的影响而失调，增加了高血压、动脉硬化、骨质疏松症和各代谢障碍性常见病与慢性病的发病率。而中年以后的这些病症的出现，往往与青年时期不注意饮食营养有密切关系。也就是说，一个人健康活过百岁必须要有一个合理的膳食。

3. 合理膳食要关注"十个字"

合理饮食要关注的十个字是：一、二、三、四、五、红、黄、绿、白、黑。

"一"：每天睡前喝一袋牛奶。

"二"：二百五十克至三百五十克碳水化合物，相当于六两至八两主食。

"三"：三份高蛋白。一份就是一两瘦肉或者一个大鸡蛋，或者二两豆腐，或者二两鱼虾，或者三两鸡和鸭，或者半两黄豆。

"四"：一个星期吃四次粗粮。

"五"：一天500克蔬菜和水果。

"红"：一天一个西红柿，喝少量的红葡萄酒，吃点红辣椒改善情绪，少焦虑。

"黄"：胡萝卜、西瓜、红薯、老玉米、南瓜、红辣椒，即红黄色的蔬菜或水果，因红黄色的蔬菜或水果含维生素A多。

"绿"：饮料数茶最好，茶叶数绿茶最好。

"白"：燕麦粉、燕麦片。

"黑"：黑木耳。

4. 合理膳食需要"三五七"

现代人将饮食的方法可概括为"三五七"。所谓"三五七"饮食方法，即在饮食结构及方式上要遵循"三高"、"五低"、"七分饱"。

（1）三高

食物要高新鲜度、高纤维素、高蛋白质。食物要新鲜，不吃变质或存放过久、质量下降的食物；每日摄入的食物纤维素不低于16克；高蛋白食物可以是动物性的，也可以是植物性的，每日摄入总量为体重的0.8％，即体重60千克人需要蛋白质至少不低于50克。

（2）五低

五低即低糖分、低盐分、低脂肪、低胆固醇、低刺激性。少吃不含基本营养素的游离糖；每天摄入盐一般控制在6克以下；脂肪摄取总量不超过膳食总热量的15％~30％，这对防止肥胖症、高血脂、冠心病和某些癌症有重要意义，尤其对那些已有肥胖症状的人更为重要；胆固醇的摄取量每天不超过300克，中老年人尽量少吃动物脑及内脏等含胆固醇较高的食物；辛辣食品宜少吃或不吃。

（3）七分饱

不饱食对保健有重要意义，合理的膳食主张七分饱。有相当一部分人因长期饱食或过食而患病，控制饮食多能有立竿见影效果。之所以强调膳食要七分饱，是因为现在人们在对待饮食的量上，"吃要吃饱"仍是相当多的人的饮食要求，一日三餐都狂吃海饮者大有人在，毫无节制的饮食使人的胃、肠等消化系统时时处于紧张的工作状态，各内脏器官也被超负荷的利用而无法保养。这种过食现象至少对身体有两个方面的害处。

一是引发胃病。人的消化系统需要定时休养才能保持正常工作。如果饱食，上顿的食物还未消化，下顿的食物又填满胃部，消化系统就得不到应有的休养。人体胃黏膜上皮细胞寿命很短，每2~

3天就要修复一次，一日三餐之外还常吃夜宵，使得胃黏膜得不到修复的机会。由于让食物长时间滞留胃中，逼迫胃大量分泌胃液，破坏胃黏膜，容易产生胃糜烂、胃溃疡，从而诱发胃癌。

二是畸形发展。营养过剩同样会增加体内各脏器的负担与畸形发展。心脑血管疾病、糖尿病、脂肪肝、肥胖症等"富贵病"的原因皆为贪吃惹出来的。另外，体内甲状旁腺激素的多少又与平时饮食量成正比。长期饱食还会使人体内甲状旁腺激素增多，容易使骨骼过分脱钙，造成骨质疏松，从年轻时就经常饱食的人，到了老年，由于体内甲状旁腺激素含量明显增加，即使摄取较多的钙，也难以沉着于骨骼之中，所以患骨质疏松的机会就会明显增加。

5. 关注"七种人"日常膳食的标准

由于每个人的健康状况、职业、年龄、性别及所从事的工作不同，其膳食标准就有所差异，以下人群标准可以参考。

（1）中学生膳食标准

中学生一般指12～18周岁的青少年。一般讲，每日供应热能2600～3000千卡，蛋白质75～90克，钙为1000～1200毫克，铁15毫克，碘150毫克，要求平均每人每天吃500克主食、豆15克、肉35克、鱼20克、蛋15克、绿叶蔬菜500克、水果80克、蔗糖10克。

（2）大学生膳食标准

每日供应热能2000千卡左右，蛋白质89～95克，钙800毫克，要求平均每人每天吃250克面粉、玉米面50克、油条50克、豆浆300毫升、油豆腐100克、瘦肉190克、牛奶50克、大白菜250克，以及其他适量的蔬菜、水果等。

（3）体重为55kg的成年女性（每天设为半小时健美锻炼）

大约应摄入2400～2600千卡热量；具体每天摄取糖类270～400克，脂肪60克，蛋白质100克。具体吃什么才可以摄取这些营养呢？如主食米饭、馒头等450克，猪肝100克，鸡肉150克，鱼肉100克，豆腐干100克，黄豆芽100克，烹调用植物油15克，蔬菜、水果等。

（4）孕妇的膳食标准

每日供应热能2500～2700千卡，蛋白质89～90克，钙2500毫克，铁15～20毫克，可吃鸡蛋1～2个，瘦肉类50～100克，豆类50～199克，蔬菜500～750克，谷类400～500克，烹调油20～25克。

（5）哺乳妇女的膳食标准

每日供应热能3200千卡，蛋白质90～100克，钙2000毫克，铁15毫克，要求每天吃5～6餐，粮食500～600克，鸡蛋4～6个，牛奶250～500克，瘦肉200～300克，豆制品50～100克，蔬菜500克，水果200～250克。

（6）成年男性每日膳食标准

谷类400～500克，牛奶或豆浆200毫升，豆制品100～200克，鱼、肉类制品50～100克，蔬菜类（主要为深色蔬菜）400～500克，糖10克，烹调油10～20克。

（7）老年人的膳食标准

60岁以上的老人：每日供应热能2000千卡，蛋白质70克，其中主食500克。75岁以上的热能1800千卡，蛋白质65克，其中主食400克。80岁以上的热能1690千卡，蛋白质60克，主食225克。90岁以上的热能1200千卡，蛋白质59克，主食200克。

6. 小康生活"六大营养标准"

我国营养学家、生理学家和社会学家经过抽样调查和比较研究，拟订出一套符合我国居民膳食结构的小康营养标准，并以"一、二、三、四、五、六"做了概括。

"一"即每天要吃一个水果。因为水果中含有大量维生素及纤维素。

"二"即每天两调羹油。这是指在炒菜烹调中平均每人一天摄取调料油脂的总量。其中植物油和动物油各占一半。

"三"即每天三碟蔬菜。尤其要吃叶绿素丰富的茎叶类蔬菜，其次是瓜果类。

"四"即每天四碗饭或四个馒头。人体所需的营养中，谷类食物的营养是必不可少的。

"五"即每天五份蛋白质：一个鸡蛋，一杯牛奶或豆浆，一碟鱼或虾类、贝类，一碟肉，一碟黄豆芽或豆腐。

"六"即每天六杯饮料、咖啡、汤等液体食物。

7. 要关注四个季节膳食的区别

四季膳食养生，中医饮食养生法之一，即根据季节气候特点进食不同的食物以养生的方法。忌四时一食，因为四时气候的变化对人体生理、病理有一定的影响。

（1）春季膳食

春日养阳，宜甘减酸。《千金方》载，春季饮食宜"省酸增甘，以养脾气"。中医认为，脾胃是后天之本，人体气血生化之源，脾胃之气健壮，人可延年益寿。而春天是肝旺之时，多食酸性食物会使肝火偏亢，损伤脾胃。应多吃一些性味甘平，且富含蛋白质、糖类、维生素和矿物质的食物，如瘦肉、禽蛋、牛奶、蜂蜜、豆制品、新鲜蔬菜、水果等，有利于发寒散邪，扶助阳气。

（2）夏季膳食

夏日的饮食，宜少苦多辛，以协肺气平心火，食物宜温软，忌凉硬；渴时饮绿豆汤，体健者可少进瓜果；夏季脾胃功能相对减弱，慎防过食肥甘厚味。饮食宜清淡，炎夏的饮食应以清淡质软、易于消化为主，少吃高脂厚味及辛辣上火之物。清淡饮食能清热、防暑、敛汗、补液，还能增进食欲。多吃新鲜蔬菜瓜果，既可满足所需营养，又可预防中暑。主食以稀为宜，如绿豆粥、莲子粥、荷叶粥等。还可适当饮些清凉饮料，如酸梅汤、菊花茶等。但冷饮要适度，不可偏嗜寒凉之品，否则会伤阳而损身。另外，吃些醋，既能生津开胃，又能抑制杀灭病菌，预防胃肠道病。夏天尽量少进寒凉之品，不可因天气炎热、口渴喜凉而过食寒凉之品，临床上一些中老年疾病就是由于夏天过食寒凉之品造成的。夏天应尽可能食用温暖之品，以助心脾，护阳益气。民谚有："冬吃萝卜夏吃姜，不劳医生开药方。"确为养生经验之谈。

（3）秋季膳食

秋季气候的特点是干燥，燥是秋令主气。中医认为肺是娇脏，喜润恶燥，然而燥邪最易犯肺，伤津耗液，使人发生鼻干咽燥、声哑干咳、大便干结等所谓的"秋燥症"。因此，为防燥邪为患，秋季宜多吃生津增液的食物，如芝麻、梨、藕、香蕉、苹果、银耳、百合、菠菜、乌骨鸡、猪肺、豆浆、饴糖、鸭蛋、蜂蜜、柿子、橄榄以及鸭肉、猪肺、龟、鳖等以润燥养肺。常食这些食物，秋燥就不易伤人。凡辛热麻辣、煎烤熏炸等食物，宜少吃或不吃。饮食中应减辛增酸，抑肺扬肝，有助于肝气疏泄。此时五谷初成味美，但老年人脾胃气弱，应慎食，以防暴泻。少辛是指少吃辛辣食物，如葱、姜、蒜、韭、薤、椒等；增酸是指适当多吃些酸味的水果，如苹果、石榴、葡萄、芒果、杨桃、柚子、柠檬、山楂等。

（4）冬季膳食

冬季饮食，宜减咸增苦，以抑肾养心。冬季干燥，应少吃煎炸爆炒之物，免致心烦少寐。为增强抵抗力，晨起可饮用少量醇酒后再进食。米粥有很好的养胃温体作用，故山药粥、枸杞粥、黄芪粥等，应是常见的桌上餐。冬季饮食宜温热，忌粘硬生冷。养生专家提倡晨起服热粥，晚餐用食，以养胃气。特别是羊肉粥、糯米红枣百合粥、八宝粥、小米牛奶冰糖粥等最适宜。冬季阳气收藏，阴寒较甚。冬令进补可以增强体质，抵御寒邪，而且药力蕴蓄，为春季旺盛的精力打下基础，尤其对老年人和体质虚弱者，冬季则是药补的最佳季节。民间有"三九补一冬，来年无病痛"和"今年冬令进补，明年三春打虎"的谚语。但每个人需在医生的指导下采用不同的补法，以适应自身的具体情况。

8. 老年人饮食的"二十四个宜与忌"

人过中年后至老年，消化功能逐步减弱，因此中老年人在饮食上应有不同于青年人的科学的饮食方法，有不同于其他年龄段的一些特点。现将这些饮食特点用宜、忌的方式归纳出来，以供参考。

（1）饮食宜荤素搭配

医学研究证明，许多老年病与嗜食荤腻有关。老年人一般好静少动，热能消耗较少，过多摄取荤食或经常饮食过量，既加重胃肠负担，又易肥胖，诱发多种疾病。老年人长期过食荤腻食品，容易罹患高血压病、动脉粥样硬化、冠心病、高脂血症、糖尿病等病症。因此，老年人在膳食上应忌大荤，宜多吃各种蔬菜与水果。素为主，少佐荤，注意荤素搭配，以满足人体对多种营养的需要。

（2）饮食宜选择新鲜食物

中老年人的食物应购新鲜的且以随购随食为好。因为新鲜食物所含的营养素多，而且味道鲜美，既能诱发食欲，又易于消化吸收。尤其在夏季，最好不要吃隔夜食物，以免肠胃受累，引发某些疾病。老年人由于机体免疫力减退，肝脏的解毒功能降低，在饮食中应忌食一切腐败变质的食物及半死的甲鱼、螃蟹。由于许多中老年人是从经济困难时期过来的，他们养成了勤俭节约的良好习惯，由此常将隔夜饭菜热了再吃，殊不知，这样做，常是得不偿失。应按食量烹调食物，当天吃完为好。

（3）宜少食多餐

我们已经知道吃得过饱是中老年人饮食之大忌。但怎样才能保证能量的供给呢？那就是少食多餐。因为人到中年以后，尤其是到了老年时期，胃肠道消化功能降低，如果饮食过量，极易造成胃肠负担过重，出现腹胀、腹泻等症状。古人也说过"食欲数而少，不欲顿而多"。因此，中老年人应根据自己的体质、活动量的大小、热能消耗的多少等具体情况，实行少而精、少吃多餐的原则。

（4）宜细嚼慢咽

有些中老年人有不好的饮食习惯，习惯于吃快食。由于食物没有得到充分的磨碎，久而久之对人体的消化功能产生影响，于健康不利。而吃得慢些容易产生饱腹感，可以防止进食过多，所以细嚼慢咽是中老年健康的必要保证。现代医学也研究证实，细嚼慢咽不仅能帮助中老年人的消化，而且人们咀嚼食物产生的唾液具有很强的消毒能力，它能使食物中致癌物质的毒性失灵。食物进入口内，一般要细嚼30秒以上，方可达到最佳效果。在咀嚼时，不要单侧咀嚼，单侧咀嚼天长日久会造成下颌骨单侧肥大，对侧的牙床也会萎缩。因此，还要养成双侧咀嚼的习惯。

（5）宜定时就餐

"不时，不食"，这是健康饮食经验的总结，即不到该吃饭的时候，就不吃东西。一日三餐，食之有时，脾胃适应了这种进食规律，到时候便会做好消化食物的准备。好吃零食的人，到了该吃饭的时候，常会没有饥饿感，勉强塞进些食品，也不觉有何滋味，而且难以消化。现代医学也提倡，人们每餐进食应有较为固定的时间，这样才可以保证消化、吸收正常地进行，脾胃活动能够协调配合，有张有弛。

（6）进食宜乐

中老年人进食宜保持乐观情绪，怒后勿食，食后勿怒。良好的精神状态于保健有大益。力戒烦恼忧愁，避免情绪过极。进食过程中，不谈令人不愉快的事情，多想令人高兴、愉快的事。《寿世保元》谓"脾好音声，闻声即动而磨合。"故在进食中，听一些轻快的音乐，也有助于消化吸收。食境宜洁、宜静，有助于激发食欲。嘈杂、脏乱不堪的环境，势必影响人的情绪，于健康不利。

（7）饮食宜软忌硬

老年人由于肾气虚弱，牙齿松动无力，胃肠蠕动减缓，消化液分泌减少，因此在饮食上以松软为好，不吃油炸火烤类和坚硬的食品，在食物烹调上，以蒸、煮、炖、烩为主，以利于消化吸收。需要指出的是，虽然老年人饮食宜软忌硬，但还要注意食物的干稀搭配，干稀搭配不仅有利于扩大粗粮调配范围，还有利于消化吸收。例如馒头、花卷等，可和玉米面粥、玉米小糁子粥、绿豆大米粥、红豆小米粥搭配；标准粉馒头、玉米面发糕，可和肉丝汤面、大米粥搭配等。注意干稀搭配，既可保证营养全面，又可维护胃肠道消化功能。

（8）饮食宜温忌寒

中医认为人过中年以后，人体阳气逐渐衰退。而老年人多属虚寒之体。中老年人每到冬季普遍感觉怕冷和四肢不温就是例证，而温食可暖胃养身。中老年人平日应少吃冷食，更忌生食，即使在盛夏伏暑，过食冷饮也会对老年人的身体健康产生危害。当然，中老年人也不能太过喜食过热、过烫的食物，这会对食道、胃形成一种机械性刺激，有诱发食道癌和胃癌的危险。唐代医学家孙思邈对寒温适度提出测量的方法是"热无灼唇，冷无冰齿"。

（9）饮食宜杂忌单

饮食宜杂忌单是中老年人养生长寿的方法之一。蛋白质、脂肪、糖、维生素、矿物质和水是人体所必需的六大营养素，这些营养素广泛存在于各种食物中。为平衡营养，各种食物都要吃一点。各种水果含有丰富的水溶性维生素和微量元素，对于维持体液的酸碱度平衡有很大的作用，新鲜蔬菜不仅含有丰富的维生素C和矿物质，还有较多的纤维素，对保护心血管和防癌、防便秘有重要作用。老年人每天的蔬菜摄入量应不少于250克。老年人体内需要较多的蛋白质来补偿组织蛋白的消耗，所以要吃些鸡肉、鱼肉、瘦猪肉以及豆类制品等。

（10）过节时宜节制饮食

每当逢年过节，佳肴、醇酒满桌，格外丰盛。有些中老年人常过分追求美酒佳肴，过度饮酒饱食。有的人在餐后半小时至1小时突然出现头晕、眼花、心慌、气短、脉搏频数、血压升高、上肢麻木等一系列症状，发生所谓现代文明病——节日"美味综合征"。近些年来，这种现代文明病的发病率呈逐年增高的趋势。"美味综合征"是过量食用美味佳肴引起的。所以，中老年人过节忌大吃大喝。不加节制的摄食，会使你出现意料不到的后果，乐极生悲。生活中这样的例子实在不少。据国外有关资料报道，对1000余例患者的临床统计分析和理化检验结果表明，大吃大喝，摄食富含蛋白质的鸡、鸭、鱼、肉等食物，可在肠道细菌的作用下转化为有毒、有害物质，随血流到达大脑后，可干扰大脑神经细胞的正常代谢，使生理功能发生紊乱，从而产生一系列中毒症状。

（11）膳食宜因人而异

因人膳食即是根据个体体质差异等因素，选择相应的膳食，以供机体不同需求的一种饮食养生方法。人的体质不同，饮食也应该有所不同。只有按照机体寒热的偏性，使食物的寒热属性相宜，才能有益于健康。如寒性体质者，宜食热性饮食；体质属热者，宜用寒凉食品；体胖之人多痰湿，宜食清淡食物；体瘦之人多阴血亏虚，宜食甘润生津之品；阳虚怕冷之体，宜食辛热之品以温阳散寒，如姜、葱、蒜、辣椒、胡椒、狗肉、羊肉、鹿肉等，忌食生冷寒凉之品；阴虚怕热之体，宜食甘寒凉润之品以养阴清热，如各种青菜、水果、绿豆等品，忌食辛辣刺激和过热之品。也就是说，中老年人要根据食物的不同性味和自身的体质，辨证施食，方能收效。

（12）饮食应男女有别

中医认为男女在饮食上应有所不同，男子以气为主，女子以血为用。男性饮食必须注意体质属阳的特点，应多食偏于温热之食品，以壮其阳气，补充热量，切忌贪食寒凉食品，如菱角、茭白等发冷气、损阳之品。女性饮食必须注意体质属阴的特点，饮食以凉润滋补阴血为主，尽量选择多汁之食物，避免辛热燥烈之品耗伤阴血。

（13）饮食宜因年龄而异

1）35～45岁，人一到这个年龄段，新陈代谢率开始放慢，应少食用高甜度、低营养的食物，如甜点心、沙拉、动物脂肪和糖果，宜食用各种干果、粗杂粮、大豆、新鲜水果等。

2）45～60岁，大多数人到了这个时候，才明白调节和补充营养对他们身体健康的重要性。因此，这个年龄段的人要根据其身体健康状况合理膳食，如高血压病，要少吃盐，多食含钾的食物，如干杏、豆类和干果；在饮食中增加水果和蔬菜的份量，减少肉的摄入量。

3）65岁以上的人易缺少镁和钾，有的老年人也缺少维生素C、维生素D、胡萝卜素和大多数B族维生素。这个年龄段的人容易得癌症、心脏病和中风。因此，推荐含有丰富抗氧化物的饮食，如水果、蔬菜、植物油、含油多的海鱼和低脂肪动物类食品，把得这些疾病的危险减小到最低程度。

（14）春季食物搭配宜忌

春季气温由寒转暖，阳气上升，人应适应季节，调养生气，使机体与外界协调统一。在饮食上，应由冬天的膏粱厚味转变为清温平淡，主食可多选用大米、小米、红小豆等，而羊肉、牛肉、鸡肉等温热副食品不宜过多食用。春季蔬菜品种增加，应多选用各种绿叶蔬菜，如小白菜、油菜、菠菜、生菜等，以补充维生素的不足。另外，春季是养肝的季节，应少吃刺激性强的辛辣食物。

（15）夏季食物搭配宜忌

夏季气候炎热，胃纳功能较差，加之出汗较多，膳食应清淡可口，并注意补充水分，设法增进食欲，在饭菜的色、香、味上多下功夫，要多补充豆制品等食物，多吃些新鲜蔬菜和瓜果。烹调时，以食物不油腻、易消化为原则，多做些凉面、凉菜、粥类、汤类饮食，还可选择些清热解暑食物。

（16）秋季食物搭配宜忌

秋季天高气爽，由湿转燥，宜食生津食品，膳食应有足够的热能。秋季各种动物性食物肉肥味美，蔬菜瓜果种类齐全，而且这个季节人的消化能力逐渐提高，食欲增强。在膳食调配上，只要注意品种多样化并科学配置，就可使各种食物比例适当。在调味品上，不宜过用辛辣品，如辣椒、胡椒等。秋季天气由热转凉，在饮食上不要吃过于生冷的食物，注意饮食卫生。

（17）冬季食物搭配宜忌

冬季气候寒冷，膳食应有充足的热能以抵御严寒。可多吃些热性食物，如牛肉、羊肉等，还可吃些厚味食品，如炖肉、火锅等。另外，冬季蔬菜品种单调，可多吃些豆芽，以补充维生素的不足。调味品可适当选些辛辣食品，如辣椒、胡椒、姜、葱、蒜等。

（18）饮食宜注意生熟搭配

生熟搭配这一点对蔬菜尤其重要，因为蔬菜中的维生素C和B族维生素，遇热容易受到破坏，所以经过烹调的蔬菜，维生素总要损失一部分。因此，适当吃些可生食的蔬菜，如新鲜的番茄、黄瓜、柿子椒、生菜、小白菜、胡萝卜等，既可吸收大量的维生素，又可促进食欲。尤其是在夏天，可适当多吃些凉拌菜，如熟肉丝拌黄瓜、麻酱拌小水萝卜、小葱拌豆腐、鸡蛋丝拌粉皮黄瓜等。当然吃生菜时一定要注意卫生，要洗净或消毒后再食用。

（19）忌不吃早餐

不吃早饭，实际上是实行了少餐制，即两餐制。因为上午饿得透，中午就吃得多，使多余的热量转变成脂肪沉积起来。如果晚餐又很丰盛，油水较大，由于晚上人体血液中胰岛素含量升至高峰，就会将多余的能量贮存起来，使人日益发胖。研究表明，不吃早餐的人，血中胆固醇比吃早餐的人要高33%左右；吃早餐的人比不吃早餐的人，心脏病发作的可能性要小。临床也证实，早上起床后2小时内，心脏病发作的机会比其他时间高1倍左右，这种情况可能与较长时间没有进餐有关。胆结石的发生也与不吃早餐关系密切。因为空腹过久，胆汁成分发生变化，胆酸含量减少，胆固醇的含量相对增高，这就形成了高胆固醇胆汁。如果不进早餐，久而久之，胆汁中的胆固醇达到饱和，在胆囊里成为结晶沉积下来，就可发生胆结石。

（20）忌晨起后立即进食

中老年人早晨刚起床，胃还处于半休眠状态，至少需要半小时才能"苏醒"。同时，早上唾液的分泌很少，胃液分泌也不充分。在这种情况下，中老年人如果立即进食，或再吃一些难以消化的脂肪，就易导致消化不良。因此，晨起后最好先喝一杯水，休息半小时后再进食。

（21）忌食熏烤食物

熏烤类食物有致癌作用，主要是由于燃料在不完全燃烧时，产生大量的多环芳烃污染食物所致。医学家们也早就有这样的发现，居住在冰岛的居民，他们一年到头吃大量的熏烤食物，如熏鱼等，死于胃癌者占癌症死亡总数的50%以上。但冰岛地区的海员则不然，他们在海外港口可经常吃到较多的新鲜食物，癌症发病率就相对减少。波罗的海沿岸从事渔业生产的居民，经常大量吃熏鱼，癌症的死亡率达318人/10万人；而该地从事农业生产的居民，癌症死亡率仅为149人/10万人，消化道癌症死亡率为38人/10万人。有资料报道，在我国贵阳花溪地区，人们也惯常食用腊肉、熏鱼，胃癌死亡率也较高。由此可见，中老年人还是忌吃熏烤食物为好。

（22）忌吃腌渍食物

腌渍食物味道醇美，是许多中老年人喜欢食用的食物，如四川泡菜、朝鲜泡菜、酸菜氽白肉、酸菜炒鸡丝、酸菜猪肉饺子（包子）、酸菜草鱼等。但腌渍食物一般含盐量高，盐吃多了会给心脏、肾脏增加负担，易引起血压升高，因而老年人不宜经常食用。另外，腌渍食物维生素含量甚低，加之有些淹渍食物操作时不规范，很容易被病原微生物污染，而老年人肠道抵抗力较弱，常吃这类食品，容易引起胃肠道疾患。

（23）忌吃冰镇食物

中老年人脾胃功能逐步减退，所以一般禁忌食用冰镇食物及冷饮，即使在炎热的夏天，也不宜食用。因为冰镇食物进入胃后，会导致胃液分泌功能下降，容易引起胃肠道疾病，甚至会诱发心绞痛和心肌梗死。即使少量食用，也要根据自身的身体状况而定，而且要避开饭前、饭后半小时内吃，以免影响胃液分泌。运动之后或感到疲劳、体弱的时候即使量少也不宜吃，以免减弱机体的抵抗力。

（24）早餐忌不选择

早餐时，人体的脾脏困顿呆滞，胃津不濡润，常使人口味不开，食欲不佳，老年人更是如此。故老年人早餐不宜进食油腻、煎炸、干硬以及刺激性大的食物，否则会克脾伤胃，导致食滞于中，消化不良。老年人早餐宜吃容易消化的温热柔软食物，如牛奶、豆浆、面条、馄饨、发面馒头、花卷等，尤其适宜喝点粥。明代《医学入门》中说："晨起食粥，推陈出新，利膈养胃，生津液，令人一日清爽，所补不小。"清代医学家王孟英将粥誉为"世界第一补物。"现代医学研究也认为，老年人早餐喝点粥，的确对身体大有裨益，如能在粥中加些莲子、红枣、山药、桂圆等保健食品，则效果更佳。

9. 健康活过百岁要常吃的"十一种食物"

食物的种类很多，大致可以分为粮油类、奶蛋类、豆类、蔬菜类、果实类、肉类、菌类、藻类等，各类食物具有各种不同的特性。例如：小麦、大米、小米等，含有丰富的营养，是人体热能的主要来源；大豆、蚕豆和绿豆等含有较高的蛋白质和脂肪；蔬菜、果类等给人体提供大量的维生素和矿物质；鱼、肉类和禽类等能为人体提供优质的蛋白质、脂肪等多种营养。中老年人常吃的食物虽然很多，但营养学家通过研究与分析，除日常主、副食外，认为以下食物宜于中老年人经常食用。

（1）大蒜

大蒜中含有一种叫"硫化丙烯"的辣素，其杀菌能力可达到青霉素的1/10，能起到预防流感、伤口感染，治疗感染性疾病和驱虫的功效。近年来由于人们的膳食结构不够合理，人体中硒的摄入减少，使得胰岛素合成下降。而大蒜中含硒较多，对人体中胰岛素的合成会起到一定的作用，所以糖尿病患者多食大蒜有助于降低血糖。大蒜还具有明显的降血脂及预防冠心病和动脉硬化的作用，并可防止血栓的形成；大蒜能保护肝脏，诱导肝细胞脱毒酶的活性，可以阻断亚硝胺致癌物质的合成，从而预防癌症的发生。另外，常食大蒜还能延缓衰老。

（2）核桃

核桃含营养素全面，尤其是脂肪含量丰富，主要成分为亚油酸甘油脂，混有少量的亚麻酸、油酸甘油脂。这些不饱和脂肪酸能提供营养，有助于提高血清白蛋白，同时能降低血清胆固醇，防止血管硬化、高血压病、冠心病的发生。常食核桃有助于补充脑的营养，起到健脑益智的作用。核桃中的维生素、矿物质丰富，特别是维生素E及钙、磷、锌、锰、铬等矿物质含量丰富。核桃的蛋白质含量高，质量好，含有人体必需的全部氨基酸，这就决定了核桃具有滋补强身、防衰老、延年益寿的作用。中医认为核桃味甘性温，具有补肾固精、润肺定喘、润肠通便的功能，尤其适用于贫血、神经官能症、阳痿、遗精、动脉硬化症、高血压病、泌尿系结石、便秘、肾虚喘咳、腰痛、肾虚头晕、小便频数、胃癌、食道癌、胃酸过多、痔疮、白带、白发、头发枯焦不润的人食用。

（3）莲子

中医认为莲子能养心、安神、益智、益肾、固精、补脾、涩肠止泄、抗癌、降压，主要适用于夜寐多梦、遗精淋浊、久痢、虚泄、崩漏带下、心悸失眠、噤口痢、血尿、神经官能症等。莲子善于补五脏不足，对于久病、产后或老年体虚者，更是常用的营养佳品。现代植物化学研究表明，莲子有降血压作用，它所含生物碱具有显著的强心作用，莲芯碱则有较强抗钙及抗心律不齐的作用。莲子食疗主要适用于治疗心律失常和心肌缺血。高血压病患者常服莲子茶能平肝降压，强心安神。现代医学研究还发现，莲子有防癌抗癌的营养保健功能。所以营养学家极力推荐中老年人多食莲子。

（4）玉米

老年人常吃些新鲜玉米对健康很有益处。因为鲜玉米中含大量的维生素E，有促进细胞分裂、延迟细胞变老、降低血清胆固醇、防止皮肤病变的功能，还能推迟人体老化，减轻动脉硬化和脑功能衰退。玉米中也含胡萝卜素，在体内可转化为维生素A，对防治老年常见的干眼症、气管炎、皮肤干燥及神经麻痹等也都有辅助疗效；新鲜玉米中富含赖氨酸，能抑制脑肿瘤的生长，对治疗癌症有一定作用。研究发现，多吃些鲜玉米可抑制抗癌药物对人体产生的副作用。鲜玉米中的纤维素既多又长，其含量为精米、精面的6～8倍，所以经常吃一些玉米粒，能使大便通畅，防治便秘和痔疮，还能减少胃肠病的发生，同时对防治直肠癌、消除血液中的胆固醇也有益处。

（5）胡萝卜

胡萝卜对中老年人具有多方面的保健功能，被列为中老年人必吃的食物之一。胡萝卜因含胡萝卜素，民间常将其作为食疗入药。其能提供丰富的维生素A，具有促进机体正常生长与繁殖、维持上皮组织、防止呼吸道感染及保护视力正常、治疗夜盲症和眼干燥症等功能；可润泽皮肤，治疗皮肤干燥、牛皮癣，使头发润泽变黑，防治头屑过多、头皮发痒，故被称为"美容食品"。其能增强人体免疫力，有抗癌作用，并可减轻癌症患者的化疗反应；对多种脏器有保护作用。女性进食胡萝卜可以降低卵巢癌的发病率。胡萝卜还能降低胆固醇，有助于防止血管硬化；具有降血糖作用，对防治高血压病有一定效果。胡萝卜素可以清除致人体衰老的自由基。概括之，胡萝卜对头发枯黄、贫血、冠心病、便秘、单纯性消化不良、痔疮、久痢、咳嗽、百日咳、急性肾炎、营养不良、食欲不振、感冒、各种癌症(肠癌、肺癌）等有较好的辅助治疗作用。

（6）鱼

鱼含有丰富的矿物质，不仅有钾、钠、钙、镁、磷和对人体极重要的铜、铁、硫等元素，而且含有丰富的碘，比畜禽多10～50倍，是人们摄取碘的主要来源。鱼体还含有较多的维生素，据实验证明，吃一餐普通鱼，就可得到每天所需的维生素B_1量的10%、核黄素量的15%、烟酸量的50%。这些维生素和矿物质元素对于保障人机体中的新陈代谢具有重要意义。鱼肉中的蛋白，83%～90%可为人体吸收，而家禽肉制品仅75%可被人体吸收；鱼肉在烹调过程中仅损失20%的水分，而家禽肉要损失40%的水分，因此鱼肉最宜于中老年人食用。大海中的鱼，以及鲫鱼、梭鲈、狗鱼等鱼肉中含有人体所需的多种氨基酸，可预防高血压病，刺激调节血糖的胰岛素分泌。鱼油中所含对人体有害的胆固醇仅为畜禽的1/5～1/3，特别是海鱼鱼油含有大量生物活性物质，这类物质可有效地预防心血管疾病。

（7）蜂蜜

蜂蜜有补中、润燥、止痛、解毒的作用，常用来治疗脾胃虚弱、消化不良、肺燥干咳、肠燥便秘等病症。现代医学研究证明，蜂蜜中所含的葡萄糖、维生素及磷、钙等物质，能够调节神经系统功能紊乱，从而起到增加食欲、促进睡眠的作用。因此，每天睡觉之前取蜂蜜10～20毫升，用温开水调服，不仅可以健脾和胃、补益气血，还有镇静、安神、除烦的作用。蜂蜜还具有造血、养颜美容等多种功能，尤其是晚上饮用蜂蜜水，美容养颜的作用较为明显。医学上还发现，蜂蜜中含有抗菌成分，同时又缺乏提供细菌生长的水分，因而可以缓解口腔溃疡，并加速伤口愈合。所以说，中老年人要想身强体壮，晚上喝蜂蜜水是绝招。但糖尿病患者忌服蜂蜜。

（8）生姜

民间传说苏东坡任杭州太守时，有一次游钱塘江净慈寺，拜见八十岁的主持，见他鹤发童颜，精神矍铄。苏东坡惊奇之余问他驻颜有何妙法，这位主持说："我每日用连皮嫩姜切片，温水泡服，已食了四十多年啦。"如此长年不断，便可高寿而鹤发童颜。孔子也早已讲过："姜能通神明，去秽恶。"他每天喝生姜水，活到七十三岁。现代科学证实生姜确有抗衰老的作用，因为人体新陈代谢会产生各种氧自由基，这种物质会损害各组织器官的功能，加速身体衰老，甚至令人生癌。而生姜却在人体内抵消氧自由基的破坏，令人活得长久且生命力充沛。

（9）红酒

如果非要喝酒，就喝红酒。因为红酒中葡萄皮的抗氧化物质多酚能提升抗氧化作用，预防动脉硬化，从而降低心血管疾病发病的概率；而且各种酒类相较之下，红酒的普林(会使体内尿酸上升的物质）相当低。最近根据研究结果得知，红酒对于阿尔茨海默病也能发挥功效，是高龄人群所不可欠缺的饮品。但酒类都含有热量，营养师建议每天饮酒量应控制在60毫升以下。

（10）木耳

营养学家主张中老年人多食木耳。木耳为滋补性营养强壮食品，能养血驻颜，令人肌肤红润，容光焕发，并可防治缺铁性贫血；木耳对胆结石、肾结石等内源性异物也有比较显著的化解功能。更为重要的是，木耳能减少血液的凝集，预防血栓等病的发生，有防止动脉粥样硬化的作用。木耳还含有抗肿瘤活性物质，能增强机体免疫力，经常食用可防癌抗癌。另外，黑木耳还对月经过多、大便出血、崩中漏下、痔疮出血、高血压病、便秘等有防治效果。由此可见，营养学家将木耳推荐为中老年人宜常吃的食物之一是有充分道理的。

（11）南瓜子

前列腺增生是许多中老年男性常见的疾病。早在20世纪初，西方医学家已用南瓜子治疗前列腺增生及其他泌尿系统疾病。现代研究发现，南瓜子富含脂肪酸及锌等物质，其合成物能使前列腺缩小，有助于维持前列腺健康。现在在欧洲，有些男士于年轻时已开始食用南瓜子作为保健食品，以预防前列腺增生。市面上也有南瓜子油或南瓜子油胶囊出售，食用方便。每天坚持吃一把南瓜子能辅助治疗前列腺肥大，使其第二期症状恢复到第一期，并可明显改善三期病情。

10. 健康活过百岁要少食用"六种"食物

对于中老年人来说，随着年龄的增长，胃肠消化功能下降，疾病增加，食物的选择就至关重要。科学研究发现，人的疾病70%来自食物，所患的癌症50%来自食物。因为人们每天都在吃，一生都在吃。吃得科学，吃得文明，吃得健康，有益于健康活过百岁；

吃得不文明，吃得不健康，吃得不科学，必然会百病缠身，影响健康。从这个意义上说，什么样的食物结构决定什么样的身体素质。那么，中老年人怎样才能做到营养合理，膳食平衡？一是要注意食物的科学选择，二是要注意食物的食用禁忌。

（1）少喝鸡汤

鸡汤营养丰富，汤浓味鲜，是老人、患者、产妇喜爱的滋补品，也是宴席上的佳肴。然而这种难得的佳品并非人人皆宜。对一些中老年人，尤其是体弱多病者或处于疾病恢复期的患者，就不适宜多喝鸡汤。中老年高胆固醇血症者、高血压病患者、肾功能较差者、胃酸过多者、胆道疾病患者，盲目喝鸡汤只会进一步加重病情。许多人习惯用老鸡炖汤喝，甚至认为鸡汤的营养比鸡肉高。其实，鸡肉所含的营养比鸡汤要多4倍，而鸡汤的胆固醇含量要比其他食物高许多。

（2）晚上少喝盐水

古人早有这方面的告诫："晚喝盐水如砒霜"。虽然说盐水"能去烦热，明目镇心，清胃中食饮热结"，但如果晚上饮盐水而致吸收食盐过多，就会使血细胞内钠盐积累过多，水分潴留多，增加心脏负担，损害人体健康。如果高血压病患者睡觉前饮用盐水，则可使症状加重；若为心脏病患者则有可能诱发心绞痛、心力衰竭。所以说"晚喝盐水如砒霜"是有一定道理的，尤其是对老年人更是如此。

（3）忌过多吃豆腐

豆腐虽然好吃，富有营养，但也有禁忌。因为在正常情况下，人吃进体内的植物蛋白质经过代谢变化，最后大部分成为含氮废物，由肾脏排出体外。而人到老年，尤其是有肾脏疾患的老年人，肾脏排泄废物的能力下降，若长期大量食用豆腐，摄入过多的植物性蛋白质，势必会使体内生成的含氮废物增多，加重肾脏的负担，使肾功能受损而衰退，不利于身体健康。另外由于豆腐性味偏寒，而老年人大多肠胃虚寒，因此，老年人食豆腐不宜过量。对于患有腹泻、腹胀之脾虚者，或常有遗精之肾亏者更不宜多食用。

（4）忌过量吃虾皮

小海虾经晾晒制成干品，称为虾皮。虾皮营养丰富，素有"钙的仓库"之称，是物美价廉的补钙佳品，还具有开胃、化痰等功效。因此有的中老年人把虾皮当补品经常食用。但营养学家提醒，虾皮不宜过量食用，因为虾皮也是含胆固醇高的食物，每100克虾皮内含胆固醇738毫克，含量为猪、牛、羊肉的10倍左右。换句话说，每10克虾皮所含胆固醇相当于100克猪、牛、羊肉。虾皮含胆固醇较鸡、鸭肉和鱼类也高数十倍或十几倍。由此可见，中老年人吃虾皮补钙，每日不宜过多，对高胆固醇血症者，更要限量食用。

（5）少吃粉丝

不少中老年人喜食粉丝，有的一次能吃上一大碗，甚至以粉丝为主食，这极易造成中老年人疾病的发生。因为粉丝在加工制作中，其粉浆中加入了0.5%左右的明矾。加入的明矾与粉浆凝聚在一起很少分开，而随着粉丝的成形和干燥，明矾的含量会有增无减。众所周知，明矾中含有较多的铝盐，因此粉丝是含铝食物，大量食粉丝，也就大量摄入了铝。铝对人体的毒害是多方面的。世界卫生组织早在1989年就正式将铝定为食品污染物并要求严加控制。根据科学测试，每人每日允许摄入的铝量为每千克体重1毫克。又据测定，我们日常使用铝制餐具可以摄入约4毫克的铝，经常食用含铝食物则可摄入10毫克以上的铝。可以算出，一个人每天可食用粉丝的上限量是很小很小的。而将粉丝作为主食，经常食用，无疑是等于"慢性自杀"。对老年人而言，铝更是引起阿尔茨海默病的病因。所以说限量食用粉丝，对于老年人的健康有很大的益处。

（6）少吃方便面

方便面以其食用方便而深受人们的喜爱，无论是乘车旅行，还是简便午餐，它处处给人以方便。但有的人却经常食用，甚至达到了迷恋方便面的程度，这就不恰当了。方便面作为普及的大众食品，在营养方面有其局限性，长期食用会发生营养不足。相关调查分析表明，长期吃方便面者有60％的人营养不良，54％的人患缺铁性贫血，20％的人缺乏维生素B_2，23％的人缺乏维生素A，20％的人缺锌。尤其是消化功能不良的老年人，更要少吃方便面。如果因特殊情况须较长时间食用方便面者，应注意补充优质蛋白质，如瘦肉、鲜蛋、水产品、动物内脏等富含蛋白质及维生素和微量元素的食物。另外，还要注意食用新鲜蔬菜和水果，以补充足够的维生素和植物纤维素。饮食中，特别应注意营养搭配，不要只吃方便面，要纠正偏嗜的习惯，从而既能享受方便面的"方便"，又能得到丰富的营养。

11. 一味吃素不利于老年人的健康

维生素被称为"抗癌先锋"。动物食品中含有丰富的维生素，特别是脂溶性维生素。比如，维生素A在动物肝脏、蛋黄、奶油、虾、蟹、带鱼中含量较高。如果体内缺乏维生素A，就容易发生皮肤癌、口腔癌、肺癌等。另外，长期素食会引起核黄素（维生素B_2）

缺乏，也不利于防癌。含核黄素量多的食物有动物肝、肾、乳类、豆类、蛋类、香菇等。再说食素影响老人的性功能。研究发现，吸收脂肪过少的男性，其睾丸激素分泌亦会偏低，因而直接影响其性能力，而素食者和一些牙齿已脱落或缺乏食欲而少吃肉类的老人，则最有可能出现这种情况，因为肉类是脂肪的一个主要来源。老人缺少脂肪会令一种妨碍性激素的球蛋白分泌增加，因而减少制造睾丸激素，而缺少睾丸激素，除会影响性能力外，还会减少红细胞数目，导致骨质疏松和影响肌肉生长。因此，中老年人从健康角度出发，不应主张长期素食。

12. 健康活过百岁要做到"五味调和"

人体对营养素的需要量是多方面的。单一食物不能满足人体对所有营养素的需要，只有将各种食物合理搭配，尽量做好食物的多样化，才能使人体得到各种不同的营养，才能满足各种生命活动的需要。在选择食物时，必须五味调和，这样才有利于健康；若五味过偏，则会引起疾病的发生。要做到五味调和，一要咸淡适宜。二要注意各种味道的搭配。酸、苦、甘、辛、咸辅佐，配伍得宜，则饮食具有各种不同特色。三是在进食时，味不可偏亢，偏亢太过，容易伤及五脏，于健康不利。另外还要做到两点：一是广博选食，就是对食物原料以及酸、甜、苦、辣、咸各种味道都能去品尝食用，而不要有所偏嗜。现代营养学要求人们博取食物，营养互补。如果生活中长期对食物有所偏嗜，就会使人体的营养失去平衡，导致疾病的发生。二是要规范配食，饮食调配，要按规矩、无偏过，方可有益身心。配膳中，应当注意主粮与杂粮的搭配、荤食与素食的搭配、寒性与热性食物的搭配、五味恰当的搭配，以达到营养平衡，而且还要注意烹调方法，否则就有可能降低食物的营养价值。总之，各种食物都有其自身固有的营养成分和一定的口感，只有饮食多样化，经常调换花样，荤素混食，粮菜混食，粗细混食，合理调配，才能促进身体健康。

13. 喝酒的"两大"宜忌

早在远古时期，人们就饮酒以防治疾病，酒与医结下了不解之缘，酒为水谷之精气，五味之精华，对于健身强体，甚为有益。正如《养生正要》所言，酒"能益人，亦能损人"。几个世纪以来，人们对于酒的功能的研究，早已有了深刻的认识，认为酒具有宣散药力、温通气血、舒经活络的作用，能达四肢百骸、五脏六腑。适量饮用，可通利血脉，振奋精神，所以临床上常将其用作强身保健、延缓衰老之滋补佳品。现代研究也已证实，酒虽乃穿肠之物，浅饮的人比滴酒不沾或酗酒者的心血管疾病死亡率为低，而且小量低浓度的酒可刺激胃液、胃酸分泌，增加胃部消化能力。但任何事情都有个限度，如果过量饮酒，酒对身心健康就会造成不必要的影响。为此中老年人在饮酒方面应注意以下几点。

（1）忌过量饮酒

过量饮酒是影响中老年人身体健康的最重要因素之一，影响大小与酗酒者的欲望、酗酒者所喝的酒量的关系很大。但无论如何要严格控制自己的饮酒量，切不可自持酒量而尽兴狂饮，长此以往，对身体造成不必要的伤害。古代医家对过量饮酒早就有所认识，认为过量饮酒，为害无穷，甚至丧命不可救。另外不要空腹饮酒，空腹饮酒对人具有同样的伤害。

（2）饮酒应有所选择

由于酒的种类不同，其功效也就有所不同，中老年人应根据自身的状况，选择不同类别的酒，以对身体起到保健养生的作用。酒有白酒、果子酒、黄酒、啤酒之不同，其酒精浓度不同，作用有别。

1）白酒乙醇浓度较高，辛热之性较强，温通之力较盛，温阳散寒、通行气血用之较宜。少饮对中老年身心健康有促进作用，但如果过量，在酒类中，以白酒对人体最为有害。原因是白酒除了本身含有大量乙醇外，还含有其他有害成分。在酿制白酒的过程中，可产生一些有毒物质，对人体的健康有很大影响，俄罗斯人的平均寿命较低，与俄罗斯人过量饮用白酒有关。

2）红葡萄酒是以葡萄为原料的酒，是一种营养丰富的饮料。它含有人体维持生命活动所需的3大营养素：维生素、糖及蛋白质。在酒类饮料中，它所含的矿物质亦较高，而它丰富的铁元素和维生素B_{12}能治贫血。由于红酒的酸碱度跟胃液的酸碱度相同，可以促进消化、增加食欲、降低血脂、软化血管，对治疗和预防多种疾病都有作用。经测定葡萄酒中含250种以上营养成份，有活血化瘀、降血脂、软化血管的多种功效。科学研究证实，日饮三杯干型葡萄酒，可降低心血管病及癌症死亡率达50%，可使阿尔茨海默病减少3/4，对65岁以上老人可使衰老速度减缓80%。有专家更发现，某些葡萄酒含有一种抗癌物质，这种物质来自红葡萄皮，经提炼酿制后可高度浓缩于葡萄酒内，起防癌作用。

不过，葡萄酒也含有一定比例的酒精，故不可过量饮用，否则反而会破坏人体的免疫机能，增加患癌机会。地中海沿岸诸国之所以能成为世界长寿地区，显然也与喜饮葡萄酒之习惯有关。

3）啤酒也是营养丰富的饮料。啤酒开胃醒脾之功颇著，然均以少量久饮为佳。人个体差异很大，以不过量为宜。它含有17种氨基酸，其中8种是人体所需的。此外还有维生素B_1、维生素B_2、维生素B_6、维生素C以及其他营养物质，当中的B族维生素及啤酒花浸出物可增加食欲，帮助消化和利尿消肿，软化血管，降低血压，改善血液循环，预防动脉硬化，而糖分则能提供大量热能，至于大量的二氧化碳则可清热解暑、生津止渴。最重要的是，它是所有酒类饮料中含酒精度最低的。当然，长期大量饮用啤酒，如同大量喝白酒或红酒一样，对健康有害，尤其是心脏机能衰弱的人，所以要适可而止。

14. 饮茶有益于健康活过百岁

饮茶养生是中医饮食养生法之一。茶叶味苦、甘，性凉，有生津止渴、清热解毒、祛湿利尿、消食止泻、清心提神的功效。饮茶是许多中老年人生活的习惯和爱好。李时珍在《本草纲目》中，对茶叶性能的分析是："茶苦而寒，最能降火。……火降则上清矣。"《随息居饮食谱》谓茶有"清心神，醒酒除烦，凉肝胆，涤热消痰，肃肺胃，明目解渴"等功能。《本草拾遗》说："诸药为各病之药，茶为万病之药。"

历代"本草"一类医著在提及茶叶时，均说到它有止渴、清神、消食、利尿、治咳、祛痰、明目、益思、除烦去腻、驱困轻身、消炎解毒等功效。中医学认为茶叶能上清头目，中消食滞，下利二便。由于茶叶功用显著，饮用方便，故饮茶养生法为人们所喜爱。现代医学研究也证实，茶叶有加强毛细血管的韧性和促进甲状腺功能的作用，可减低血清胆固醇浓度和调整胆固醇与磷脂的比值，从而防治动脉硬化，增强心室收缩，加快心率，使心脏机能得到改善，对伤寒、痢疾杆菌、金黄色葡萄球菌和绿脓杆菌均有较强的抑制作用。

饮茶是中老年人防病治病、延年益寿的法宝，几千年来就有用茶治病的记载。人们通过对茶叶进行分析，发现茶叶所含化学成分近400种，其中主要有茶多酚类（茶单宁）、脂肪、食物纤维、碳水化合物、蛋白质、多种氨基酸、多种维生素以及多种微量元素等，茶中还含丰富的叶酸。

众所周知，维生素E是当今世界公认抗衰延寿的佳品，但据有关资料报道：茶内茶多酚对抗衰老的作用大于维生素E18倍，因为它可清除自由基对细胞的危害，可强抑细胞的突变及癌变，增强细胞介质的免疫功能，加之茶内尚富含多种维生素及微量元素，有防治老年常见心血管病及癌症的双重功效，说明茶确实是长寿健康之品。中老年最主要的科学的饮茶法包括茶叶品种的选择、饮茶的时间和饮茶的禁忌。

15. 分清六种不同茶的保健作用

我国有着悠久的产茶历史,因而逐渐形成辽阔的产茶区域,众多的茶树品种和丰富的采制经验,由于茶叶的产地不同，制法不同，所以茶叶的性味和功效就有了一定的区别。一般习惯上依据加工制造方法的不同和品质上的差异，将茶叶分为绿茶、红茶、青茶（乌龙茶）、黑茶、花茶和白茶六大类。

（1）绿茶

绿茶可以说已经成为茶界的新星，许多中老年人都爱喝。有关资料说绿茶可预防感冒，龙井就是绿茶的一种，龙井属于不发酵茶，所以茶叶内的天然物质，如茶多酚、咖啡碱及大部分维生素都能得以保存，它又含丰富维生素C，据指有预防感冒的功效，不过，绿茶比较寒凉，脾胃虚寒的中老年人不宜多喝。

（2）红茶

祈门红及滇红都属于红茶类。这种茶属全发酵茶，制茶过程中令茶叶内的儿茶素、咖啡碱及茶黄素产生化学反应，令它茶色较深，味道醇厚。由于其制法的不同，所以其性味较温热，有暖胃益脾之作用，不过茶内的单灵酸含量较高，肠胃不好的人不适宜经常饮用。

（3）青茶

铁观音、乌龙茶味道较为清淡，属青茶之列，是很多中老年人常喝的茶料。它们都属于半发酵茶，综合了绿茶及红茶的制法，品质介乎绿茶和红茶之间，其中尤其以乌龙茶对分解脂肪及减肥都有一定作用。

（4）花茶

花茶味道清甜，而且多有绿茶底，故有降低体温的功效，若于夏天饮用花茶，更有消暑作用。若感到情绪低落或沉闷，不妨一喝。另外，很多人会将菊花放入茶内，菊花本身有清肝明目的功效，对身体亦有好处。

（5）黑茶

普洱茶也是中老年人经常饮用的茶，由于经发酵后茶色很黑，属于黑茶的一种，如果用食过多，吃得过饱，可用它来消滞最好不过。其实普洱之所以能消滞，是因为它是后发酵茶，茶内单灵酸含量较高，故有消滞、生津及清理肠胃的作用，适宜于饭后饮用，加之性质较温和，适合于中老年人饮用。

（6）白茶

寿眉、白牡丹等茶色清澈，都属白茶，这种茶属于不发酵茶，能清热气，性质与绿茶相似，但不及绿茶般寒凉，于夏天饮用更有消暑之作用，而寿眉更能化痰。

16. 科学饮茶的N个注意

茶叶有清热解毒、止渴利尿、提神醒脑、清心明目、消食助运等功效，然也不可饮用过量。浓茶饮用过量，可引起兴奋不安、失眠、心动过速、心律不齐。故患有失眠、紧张性偏头痛、癫痫、更年期综合征、神经官能症者，最好不要饮茶，尤其是浓茶。患有心脑血管症者，饮茶宜清淡，糖尿病患者更要慎之又慎。缺铁性贫血患者，应禁止饮茶。李时珍晚年时曾谈及饮茶体会云："早年气盛，每饮新茗，必至数碗，轻汗发而肌骨清，颇觉痛快。中年胃气稍损，饮之即觉为害，不痞闷呕恶，即腹冷洞泄。"可见饮茶一定要根据体质变化，量力而行。饮茶宜清淡，忌多忌浓。古人说：空腹饮茶心里慌，隔夜剩茶伤脾胃。过量饮茶人黄瘦，淡茶温饮保年寿。"饮茶虽为生活中之细节，但科学合理的饮茶，确是中老年人必备之知识。对中老年人养生，保全生命有至关重要的意义。饮茶一般选择在早晨或下午，午睡前和晚上睡前不宜饮茶，饮茶易致中老年人入睡困难。民间自古就有："饭后茶消食，午茶长精神，晚茶难入睡，饭后茶漱口，洁齿除垢秽"的说法，说明饮茶的时间，也是饮茶养生的一项重要内容。

17. 女性喝茶要关注"五个期"

虽说喝茶对身体有诸多的好处，但作为女性，由于特殊的生理特征，喝茶时也有禁忌。一般来说，在月经期、怀孕期、临产期、哺乳期和更年期五个时期，女性应尽量不要喝茶。

（1）月经期

茶叶中含有高达30%~50%的鞣酸，会妨碍肠黏膜对铁质的吸收利用，在肠道中极易与食糜中的铁或补药中的铁结合，产生沉淀。而女性在经期，经血会带走部分铁质，容易出现贫血症状，此时喝茶，更会加重这一症状，从而引起头昏、目眩等不适。

（2）怀孕期

浓茶中含咖啡碱，浓度高达10%，会加剧孕妇的排尿和心跳，增加孕妇的心、肾负担，诱发妊娠中毒症等，不利于母体和胎儿健康。

（3）临产期

此时喝太多的浓茶，孕妇会因咖啡碱的兴奋作用引起失眠，往往会导致分娩时精疲力尽，阵痛加剧，甚至造成难产。

（4）哺乳期

生产后，若此间大量喝茶，茶中的高浓度鞣酸被黏膜吸收进入血液循环，便会产生收敛和抑制乳腺分泌的作用，造成奶汁分泌不足。再者，茶中的咖啡碱还可以通过乳汁进入婴儿体内，影响婴儿健康。

（5）更年期

这是女性一生中要面临的一道坎，此时，女性常常会出现心动过速、易于冲动，还伴随着头昏、乏力、失眠、心烦气躁、月经紊乱，如再过量饮茶，只会加重这些症状，反而造成不利的影响。

18. 科学饮水的三点主张

水是维持生命的重要物质，是一切生物生存的必要条件，是人体组织中不可缺少的成分，是一种非常重要的营养素。人可以一日无谷，但不可一日无水。水的种类很多，也很复杂，有井水、泉水、江水、湖水、河水、池水的不同，水质有差异，且水的质量与健康密切相关。所以择善饮水是养生防病的重要环节。为此中老年人最好做到以下几点。

（1）选择饮水的时机

1）所谓的时机，就是每天在起床刚睁开眼睛，还没有刷牙、洗脸之前，中老年人就立刻喝一杯水，以达到刺激与清洗肠部绒毛的效果。否则等到活动了半天之后，体内脏器都运作起来，这时水分很容易被肠管吸收，便不能达到清洗的功能了。

2）生活中许多长寿老人的实践已经证明，每天早晨锻炼前，用凉开水或淡盐水漱漱口，然后再徐徐饮入适量的温开水，对于便秘、神经衰弱、胃肠消化不良，甚至像痔疮、头痛等一些慢性病症，均有治疗作用。

3）有人主张，清晨喝杯蜂蜜水，睡前喝杯凉开水；还有人提出，"养生一日三杯水"，即清晨一杯蜂蜜水，午休以后喝杯淡茶水，睡前喝杯普普通通的白开水。有人主张：清晨饮一杯蜂蜜水比喝一杯淡盐水更科学，更有益于健康。因为人经过一夜的睡眠之后，体内大部分水分已被排泄或吸收了。这时，清晨空腹饮一杯蜂蜜水，既可补充水分，又可增加营养。睡前喝一杯凉开水比喝杯蜂蜜水更利于养生保健。因为蜂蜜虽说不是单纯的蔗糖，但毕竟还是糖类，因而不宜每晚睡前喝。而喝一杯凉开水，除有爽口、清咽、止咳的作用外，更重要的是为机体一整夜的新陈代谢准备了充分的水分。据现代科学证实：人体内只有水分充足，组织细胞的代谢活动才能得以充分发挥。

4）饭后饮水不好，在饭后喝很多的水或汤，对中老年人健康有害无益，因为饭后饮用大量水会使胃液得到稀释，降低消化能力。以汤送饭的中老年人，为什么易患胃病，可能与习惯有关。所以说，饭后饮水，长此以往，可能会导致消化不良。

（2）饮水的方法

一般主张饮不可过，不要极渴而饮。喝的时候首先要慢，千万不要大口饮水，宜采用小口吞咽。同时一边喝，一边缓缓散步，并且用手按摩腹部，等喝完之后，再做一些简单的运动，如此效果最佳，切忌喝完水后闷坐不动，以免造成气血凝滞。

（3）饮水禁忌

饮水要注意水的质量与卫生。对于饮水卫生，古代医家主张喝开水，反对喝生水、浊水和不洁之水。老化水，俗称"死水"。饮用水若储存三天以上就变成了老化水。这种老化水活力极差，未成年人如果经常饮用老化水，就会使细胞新陈代谢明显减慢，影响生长发育；中老年人如果经常饮用老化水，就会加速衰老。

经常使用的茶壶、温水瓶、瓷杯等饮水用具久用以后会产生茶垢、水垢，如不及时清洗，经常带垢饮用水就会引起消化、神经、泌尿、造血系统等发生病变而早衰。我国《生活饮用水卫生标准》对饮用水卫生也有明确规定，饮用优质水是最基本要求。

采用饮水养生法之后，肠胃的功能会逐渐变得敏锐，所以日常饮食，应力求清淡，避免口味过重、太过油腻或腌渍的食品。若能持之以恒，不但对于一些肠胃疾病、皮肤病变、肝胆功能失调与便秘等，都能有改善效果，同时整个人会显得神清气爽、面色红润，体态轻盈苗条，思路清晰活跃。饮水关乎中老年人的身体健康，事情最为常见，但不一定人人都知饮水养生的方法，科学的饮水方法是健康活过百岁的重要保证。

19. 日常饮水的"四忌与两宜"

水是与生命最为密切的物质，它是一切生物生存的必要条件，是人体组织中不可缺少的成分，是一种非常重要的营养素。人之所以会衰老，主要起因于动脉硬化。如果糖、脂肪在体内"燃烧"不够充分，便会使胆固醇、三酰甘油以及一些矿物性的盐分沉积在血管壁上，促使动脉硬化。如果动脉发生硬化，血管不能任意张缩，便无法顺利进行血液循环，结果既不能有效输送氧气和营养物质，也难于去除沉积在血管壁上的废物，最终使各组织器官功能降低，引发老化现象。为了使人体的生理、生化过程充分地进行，使新陈代谢产生的废物有效地排出体外，必须使体内保持足够的水分。所以说，科学饮水是中老年人预防过早衰老的有效手段之一。

（1）忌不口渴不补水

口渴是一种生理信号，是人体神经系统对体内缺水的一种较强烈的反应。当人感到口渴时说明身体已经处于一定程度的"脱水"状态，这时再喝水就已经晚了。医学上将渴了才喝水称为被动饮水。调查显示，口渴了才喝水是许多中老年人的饮水习惯，这说明这些人认识不到水的营养及保健功能，对水的认识仅仅停留在"喝水就是为了解渴"层面上。这也说明大家对健康水、好水的作用还没有足够的认识。水参与了整个人体的物质代谢、能量代谢和新陈代谢活动，可以说缺了水，生命活动就将停止，人就无法生存。只有让细胞喝足水、喝好水，人体才能健康。所以，为了健康，中老年人应重视主动饮水，即根据人体从肾脏、消化道、皮肤、呼吸道排出水分的情况，主动地、有计划地饮水，保证水的代谢平衡。

（2）忌一次喝水过多

有的中老年人觉得喝水次数多麻烦，就一次喝个够。医学专家认为，这种做法不利于身体健康。因为中老年人肾的排泄功能在减退，一次喝大量的水易使血容量剧增，加重心、肾负担。对于肾脏功能不好者，一次过量饮水有可能导致水中毒，即使没有导致水中毒的发生，也不利于健康。在劳动或运动过后，也不宜一次喝水过多。正确的做法是少量多次饮用。

（3）忌长期饮用纯净水

医学专家指出，人类患病的主要原因之一是酸碱平衡失调。随着人民生活水平的不断提高，摄入的酸性食品（肉、蛋、米、面、酒等）也日益增加，导致"人体酸化"的现象越来越严重。纯净水属弱酸性水，过量饮用这"酸水"，会使人体产生血液酸性化，导致多种慢性病。有资料显示，心血管疾病、糖尿病、癌症等疾病大都与人体血液酸化有关。另外，由于纯净水中矿物质或微量元素的含量很低甚至为零，长期单纯饮用纯净水会出现矿物质或微量元素摄入不足的现象，影响体内电解质酸碱平衡，影响神经、肌肉和多种酶的活性，对身体造成不良影响。

（4）早晨宜喝淡盐水

邻居老伯今年80岁了，身体很硬朗。他的养生之道很简单，就是：早晨喝淡盐水。中医认为，盐有清热、凉血、解毒的作用。据《本草纲目拾遗》记载，盐能"调和脏腑，消宿物，令人壮健"。现代科学也认为，利用淡盐水进入肠胃产生的晶体渗透压环境，可调节胃酸的分泌，帮助溃疡的愈合及润滑肠道。早晨空腹喝杯淡盐水，不仅不会增加身体盐的负担，还可清洁肠胃，促进消化。早晨喝淡盐水可以防止便秘，主要就是利用盐水来消除胃肠中一天饮食的热结，热结既除，就不会有便秘，更不会有消化不良的情况。早晨喝淡盐水虽有一定的好处，但对高血压病等慢性心血管疾病的患者及急性肾炎、肝硬化腹水、水肿患者的中老年人来说，早晨则不宜喝盐水，因为盐中含有大量的钠，会引起血压升高。即使健康人早晨喝盐水，浓度也不宜太高，100毫升水中食盐含量最好不要超过0.9克。

（5）就餐前后忌大量喝水

饭前大量饮水会冲淡胃液，影响消化；饭后，食物已占据了胃的大部分空间，如果再大量饮水，不仅会冲淡消化液，使消化能力大大降低，而且还会因为饮水过多而增加胃、心脏和肾脏的负担。可能有人会说，饭前饭后不可大量喝水，边吃边喝总可以吧?其实边吃饭边喝水也不好，因为当人在吃饭时，消化腺会分泌唾液、胃液等消化液帮助消化食物，如果这时喝水也会把消化液冲淡，影响食物消化。科学的饮水方法是：在餐前30～60分钟喝适量（大半杯）的水或汤汁，如菜汤、骨头汤、西红柿汤、橙汁等含酸汤水，这样既有利于刺激食欲，促进消化液分泌，又可以补充维生素、矿物质等营养物质。而在吃饭过程中和吃饭后，喝水量则应控制，以免影响食物的消化。

（6）宜补水的时间

1）睡前：对于老年人或患心脑血管缺血性疾病的人，晚间睡前饮杯水，可以预防致死性梗死。不少老年人不习惯睡前饮水，怕起夜。其实老年人膀胱萎缩，容量减少，不饮水一样要起夜。

2）半夜：老年人由于肾脏收缩功能减退，夜间尿多，这就导致体内缺水，易使血液黏稠，心脑血流阻力加大，易引发心脑血管病变。因而，半夜饮水很重要。

3）起床后：老年人在夜间睡眠时，因排尿、出汗、呼吸等因素影响，体内相对缺水，导致血液浓缩，血流缓慢，机体代谢物积存。起床后饮杯水，可使血液正常循环，有预防高血压、脑血栓、心肌梗死等疾患发生的作用。

20. 要关注药膳对健康活过百岁的作用

药膳养生是中老年饮食养生的重要内容之一。药膳是在中医理论的指导下，用药物和食物相配合，通过烹调加工，具有防病治病、保健强身的美味食品，是中医理论的主要组成部分。它"寓医于食"，将药物作为食物，又将食物赋予药用，药借食力，食助药威，既有营养价值，又可防病治病、保健强身、延年益寿。膳食的作用是解除饥饿，供给机体维持生命的物质，同时也是一种物质享受；药物的作用是治疗或预防疾病、保健强身、延年益寿，故药膳就具备了食物、药物的功能。在现实生活中有许多物品既是食物又是药物，如甲鱼、燕窝、大枣、虫草、芝麻、莲子、鸡、鸭、鱼、茯苓、山药等。这些物品既是美味食品，又具有补气血、调阴阳的作用。现代药理研究认为这些物品有增强机体免疫能力、抗氧化、改善机体新陈代谢、维持内循环稳定的作用。大约有五百多种植物有以上功能。经常服用就可起到防病治病、保健强身、延年益寿的作用。

21. 中老年人药膳养生的"两个原则"

药膳是在中医辨证论治、辨体施食的理论指导下，用中药和食物相结合，合理配伍组成的膳食。两者具有协同作用。食物和药物一样是禀受天地阴阳之气而生，两者均具有性、味、升降浮沉、归经，也称为药性和食性。因药性、食性不同，作用也就各异。在施膳前应根据食用者的病症、体质结合所处的地理环境、生活习惯以及季节的不同，正确的辨证、选药组方或选食配膳，做到"组药有方，方必依法，定法有理，理必有据"。只有这样才能达到预期的目的。药膳形如食品，性同药品，药膳食品是药物以食物为载体，通过类似食物的烹调方法加工制作，使药物、食物共同发挥一定效用的一种物品。它既不同于一般的食品，也不同于一般药品，它和食物一样具有色、香、味等感官性状，又具有药物服用安全、无毒、有效的作用特点，两者结合，相互协同，达到药借食力，食助药功的目的。所以药膳是形如食品，性同药品。

（1）中年人的应用原则

中年时期是由盛转衰的转折时期，脏腑器官功能逐渐衰退，特别是肾精逐渐亏虚，加之生活、工作压力较大，使阴血暗耗，脏腑功能衰退，出现头昏、心慌、乏力、记忆力下降、性功能障碍等一系列亚健康的表现，甚则出现早衰，这一时期的药膳保健强身就显得尤为重要，药膳应以调理气血为主。对更年期妇女，用疏肝理气、滋阴补肾的药膳，长期应用有减轻更年期症状、健肤美容的作用。

（2）老年人的应用原则

老年人各个脏腑的功能已经衰退，常出现头昏心慌、气短乏力、失眠多梦、食欲不振、健忘耳鸣、性功能减退、便秘等气虚血少、肾精亏虚、脾虚津枯、气虚痰凝、气虚痰瘀等一系列虚证及本虚标实证。药膳用药宜选补精填髓、补益气血、壮腰健肾、益气活血一类的药，须经长期服用药膳才能达到延年益寿的目的。

药膳在应用时不但要根据中老年人的年龄状况，而且应密切结合临床，需因人、因证、因时、因地而施以不同的膳食，使之药食均得其宜。

22. 日常用盐的四个注意

食盐，是膳食中不可缺少的调味品，人们常说："开门七件事，柴米油盐酱醋茶"。梁代名医陶弘景说："五味之中，唯此

（盐）不可缺。"可见盐在人们生活中有着重要的地位。从烹饪的角度看，食盐则为五味之主、味中之王，被人称为强筋壮力之王。中医认为盐，性味咸、寒，有清火凉血、通便解毒、滋肾坚齿的功效。我国很早在日常生活中就应用食盐调味，为人体之必须，且可作为药物来治疗某些疾病。现代医学认为食盐是维持机体渗透压的主要成分，是人体生理功能不可缺少的物质，缺乏时可发生某些病症。为此中老年人在食用食盐时应做到以下几点。

（1）注意选择盐的质量

在日常生活中，我们在买食用盐的时候，应注意产品的品名、产地、生产日期、配方及保存期限、食用或使用方法等。应选购正规商家生产的食用细盐，因为细盐是采用先进的制盐工艺精制而成，降低了不利于人体健康的化学物质的含量，而且减少了泥沙等杂质，具有氯化钠含量高、洁白、干燥、卫生、久放不易溶化等特点。尤其是要注意不要选用未经加工的粗盐，粗盐在农村有一定的市场，农村的中老年人对此应引起重视。

（2）应根据需要选择保健盐

目前，市场上有许多保健盐，如低钠、高钾、富硒等，加碘保健盐是比较好的一种食用保健盐。碘是通过形成甲状腺素发挥生物作用，影响生长、发育，维持中枢神经系统结构，保持正常精神状态和新陈代谢等重要功能的，缺钾可以引起甲状腺机能降低与肿大，基础代谢率及活力下降，发生地方性甲状腺肿病，但碘过多也可引起甲状腺肿大，出现中毒反应的症状。因为钾具有维持体内水分平衡、渗透压和酸碱平衡，对抗食用盐的升压和损伤血管的作用，可起到预防脑卒中发作的效果。硒对金属镉、汞和砷的毒性有明显的抵抗作用，在心血管疾病中可防止血压升高和血栓形成，对心脏有一定的保健作用。

（3）应注意每日盐的用量

医学研究已经证实，每日摄盐6~7克以上，会导致高血压的发生。世界卫生组织规定，成人每日钠盐摄入量应不超过6克，但盐的摄入量常由个人口味和饮食习惯决定。我国的摄盐量已超过正常生理需要的10~25倍，应注意减少摄入量。

（4）注意改变用盐习惯

在日常生活中，应养成良好的饮食用盐习惯，多吃清淡饮食，不吃或少吃盐腌食品，改变烹调方法，减少食盐调味食物的摄入，将摄盐量控制在每日6克以下。长期坚持下去，可有利于健康。高血压病为什么呈现家族性倾向，估计与一家人饮食习惯有一定的关系，所以中老年人患高血压病、肾脏病、心脏病、肝脏病应注意减少摄入量，严重者应在医生指导下食用少量盐或忌盐。

23. 科学用醋的"三个原则"

醋是日常生活调味品之一，被人们称为提味灭菌的调料。醋味酸、甘，性温，有活血散瘀、消食化积、消肿软坚、解毒杀虫、治癣疗疮的功效。醋在古代即入药，通常作药引用，可内服，也可外用，或用醋来炮制中药。医学证明，醋可治疗疾病，也可预防疾病，如动脉硬化、流感等。由于醋是酸性调味品，烧菜时加些醋，可以促进菜中钙、磷、铁等成分的溶解，并被充分吸收利用，烹调菜肴可增加鲜、甜及香气。这是因为，酸味是经一系列发酵分解后产生大量醋酸所致，当然食醋的成分及结构决定了它具有增进食欲、促进消化、防腐杀菌等功效。实践证明，食醋不仅能防止食品中腐败菌的繁殖，而且对病原菌也有杀灭能力。例如：将有的细菌放于食醋中，10分钟后即可被杀死。如此看来，人们在拌凉菜时放点醋，这在增进食欲、提高风味和保持卫生等方面有极为重要的作用。故中老年人以醋养生，应做到以下几点。

（1）选择好醋的质量

选择好醋的质量，关系到人的健康。质量好的醋，酸而微甜，带有香味，不仅是调味佳品，而且是良好的酸性健胃剂，有的还含某些维生素，如维生素B_1、维生素B_2和烟酸等。禁止食用不卫生的醋或用醋精制成的醋，否则会损害人的身体。

（2）了解醋的功用

酸不仅作为调味品具有很高的食用价值，而且在防病治病中也有重要作用，功用特别的多。例如，用醋泡花生米，每日坚持食用，可降低血压，软化血管，减少胆固醇的积累，是防治心血管病的良药；蛔虫有得酸则伏的特点，服醋可以治疗胆道蛔虫症。如果误食了碱性毒物而中毒，及时大量饮醋，可以起到急救的作用，等等。

（3）了解醋的禁忌

醋有许多保健功能。但醋未必对人人都有保健作用，更不适宜随意大量食用。下列情况要引起注意。

1）患有某些相关疾病者，如胃溃疡和胃酸过多者。因为醋本身有丰富的有机酸，能促使消化器官分泌大量消化液，从而加大胃酸的消化作用，导致胃病加重。当然，即使健康的中老年人食用醋也不可过量，否则会伤胃、损齿，不利于筋骨。

2）正在服药者，因醋酸能改变人体内局部环境的酸碱度，从而使某些药物不能发挥作用。磺胺类药物在酸性环境中易在肾脏形成结晶，损害肾小管，因此，服此类药物时不宜食醋。使用庆大霉素、卡那霉素、链霉素、红霉素等抗菌药物时，不宜食醋，因这些抗菌药在酸性环境中作用会降低，影响药效。正在服用碳酸氢钠、氢化镁、胃舒平等碱性药物者，不宜食醋，因醋酸可中和碱性药物。服解表发汗的中药时不宜食醋。醋属收敛之物，当复方银翘片之类的解表发汗中药与之配合时，醋不但会促进人体汗孔的收缩，还会破坏中药中的生物碱等有效成分。

24. 三餐能量要合理安排

中医学认为，一日之中，机体阴阳有盛衰之变，白天阳旺，活动量大，故食量可稍多；而夜暮阳衰阴盛，即待寝息，以少食为宜。因此古人有"早餐好，午餐饱，晚餐少"的名训。谚语也有："早饭淡而早，午饭厚而饱，晚饭须要少，若能常如此，无病直到老。"现代营养学也强调，一日三餐应有合理的饮食制度，食量分配比例应该是早餐30％，午餐40％，晚餐30％，即如果一天吃1斤粮食的话，早、晚餐各吃3两，中午吃4两，这样比较合适。有人观察，每天早餐进食2000千卡的热量，对体重并无明显的影响，而把这么多热量放在晚餐，人的体重就会明显增加。这说明，饮食对于中老年健康的影响，"什么时候吃，比吃什么还重要。"所以肥胖的中老年人，一定要早餐多吃，晚餐少吃。早饭在漱洗后就吃，除了牛奶、鸡蛋之类，还必须要吃些粮食，才能平衡营养，保证上午血糖与能量供应，精神焕发，脸色红润。晚饭不宜吃得太饱、太腻，尽量不吃或少吃夜宵，饭后至少三小时后，等胃中排空才能睡。这样既可提高睡眠质量、养护皮肤，又可避免"马吃夜草而肥"的脂肪积累，从而自然减肥，保持体形。养成习惯，长期坚持必有成效。

25. 食后保健需要的"四个行动"

食后养生是中老年人重要的养生法之一，科学的食后养生保健，是中老年强身健体的重要内容，一般包括三方面的内容：

（1）食后摩腹

腹内为胃肠所在之处，腹部按摩是历代养生家一致提倡的保健方法之一，尤宜于食后进行。古人有"食后行百步，常以手摩肝腹"。食后摩腹的具体做法是：先搓热双手，然后双手相重叠，置于腹部，用掌心绕脐沿顺时针方向由小到大转摩36周，再逆时针方向由大到小绕脐摩36周。此种摩法能增加胃肠蠕动，理气消滞，增强消化功能和防治胃肠疾病。

（2）食后散步

俗话说："饭后百步走，活到九十九。"可见人们对饭后散步的健身方法是非常重视的。饭后散步，是一种良好的卫生习惯。大家知道，饭后胃里盛满了食物，既不适合剧烈运动，又不适合躺倒睡觉，而适宜做一些从容缓和的活动。如在院里或田野散步，轻微活动一下，对消化是大有帮助的。这是因为，散步的轻微震动，对内脏器官有良好影响。再加上走路时腹肌前后收缩，膈肌上下运动，对胃肠和肝脾能起到很好的按摩作用，不仅使胃肠蠕动加快，黏膜充血，而且能使消化液分泌旺盛，更好地对食物进行消化，防止发生"积食"。若吃饭后即卧，会使饮食停滞，食后急行又会使血流于四肢，影响消化吸收功能。惟有食后散步，才有利于胃肠蠕动。饭后散步，每次以百步为佳。散步之后，宜作适当休息。

（3）食后漱口

医圣张仲景说："食毕当漱口数过，令牙齿不败口香"，清楚地说明了饭后要注意口腔卫生，经常做到食后漱口。这是因为，食后口腔内易残留一些食物残渣，若不及时清除，会发生龋齿、口臭、牙周炎等病。一日三餐之后，或平时吃甜食后皆须漱口。

漱口的方法很多，如水漱、茶漱、津漱、盐水漱、食醋漱、中药泡水漱等，可根据自己的情况，选择使用。食毕当漱口数次，令人牙齿不败，口香，叩齿三十六，令津满口，则食易消，益人无百病。食后漱口，是保持口腔卫生的重要方法，有利于清除口腔内的食物残渣。

（4）食后注意

中医认为，食后看书、说话、跳踯、骑马、登高、劳作等各种活动，都是应当避免的。此外，情绪的波动会影响胃肠的正常功能。因此，食后须避免各种精神刺激和情感变化，如愤怒、忧郁、思虑、悲哀、惊恐等。

26. 食用味精的"两个注意"

味精有补脑镇惊、醒神开胃的功效，又名味素。它含有蛋白质、脂肪、糖类以及多种维生素和微量元素，是深受中老年人欢迎的调味品。味精是一种安全而可靠的食品添加剂。从味精的制作原料（淀粉）、性质、构成等方面看，人们食用均有可靠的安全性。

其能增进中老年人食欲，提高人体对其他食物中营养物质的吸收能力，对人体有益无害。味精来源于天然食物，因为鲜味通常存在于日常食用的菜肴之中。在不同的国家和地区，提取鲜味制作味精的原料虽不相同，但味精无论采取哪种原料制作，它都是来源于天然植物成份，所以说，食用味精对人体的健康不但无害，而且有益。但在食用味精时应注意以下两点。

（1）适量使用味精

中老年人在日常膳食中，食用味精要讲究科学性，要适当使用才能取得其预期的鲜味效果。首先是用量要适当，如烹调中味精的用量，一般为食物重量的0.2%~0.8%就能达到其鲜味。如果使用味精过量，虽然不会损害人体的健康，但会损坏食物的味道。

（2）食用味精的方法

食用味精也应有科学的方法，味精是不能在高温条件下使用的。一般来说，含味精的水溶液（如汤等）在加热至100℃或长时间加热时，均会发生味精分子内脱水，生成焦性麸氨酸钠，不呈鲜味，有损于味精形象及其食用价值。一般在100℃以下时使用味精的效果比较良好，也就是在食物端离炉火以后才投放味精，或者在将要饮汤之前，或者在食物将要上碟时加入适量味精搅匀，这样才能获得预期的味精鲜味，才有利于增强食欲，增添营养。

27. 关注"三种精制糖"的不同功效

我们每天膳食中含糖最多，糖被人们称为热能之源。糖的主要功用是供给能量，人体所需能量的70%以上是由糖氧化分解供应的。合理食用糖类是中老年人所必需掌握的知识。现为中老年人经常食用的糖为白砂糖与赤砂糖。其性味与功用有所不同，所以适应人群也有所不同。白砂糖相对赤砂糖来说，没有活血化瘀的功能。

（1）白砂糖

白砂糖为甘蔗、甜菜榨汁后加工精制的乳白色结晶品。《本草纲目》载："石蜜，即白砂糖也。凝结作饼块如石者为石蜜，轻白如霜者为糖霜，坚如白冰者为冰糖，皆一物而有精粗之异也。"其中成分以蔗糖为主。白砂糖味甘，性寒，功效为润肺生津、和中益脾、舒缓肝气。

古代医家说："石蜜甘喜入脾，食多则害必生于脾。""若久食则助热、损齿、生虫。"有痰湿者，麻疹患儿，高血脂、冠心病、糖尿病患者，尤应严加控制精制糖类食品。

（2）红糖

又名赤砂糖、黑糖。《本草纲目》称之为砂糖，并分析其药用性能："砂糖性温，殊于蔗浆，故不宜多食。但其性能和脾缓肝，故治脾胃及泻肝药用为先导。"

红糖是一种未经提纯的糖，其营养价值较优于白糖，具有补血、破瘀、缓肝、祛寒等功效，容易被人体吸收，服用红糖水3~5分钟后，血糖就会增加，人就会感到温暖，有活血舒筋的功能，尤适用于产妇、中老年及贫血患者食用。

红糖虽有益于人，但多食可引起食欲减退、消化不良，尤其是长期喜食甜食者，易增加体重，引起肥胖、血脂升高，对健康不利。老年人及高血压、动脉硬化、冠心病者更不宜多吃。适量食用能益气补脾，多食则有留湿生痰的副作用。

（3）冰糖

冰糖味甘，性平，有补中益气、和胃、止渴化痰的功效。通常认为冰糖最为滋补。因此在服用补药、补品时，冰糖比白砂糖、赤砂糖为佳，如煎制各种膏滋药、蒸煮白木耳、烧煮桂圆，常用冰糖，取其补益的功效。冰糖虽甚甘甜，但性质比较平和，不易留湿、生痰、化热，无赤砂糖可致温热的弊端。

28. 四季进补需要掌握的原则

药补不如食补，中老年人随着年龄的增加，进补就成为保养身体的一个重要环节，总的来说，一年四季皆可为补，关键是要掌握好进补的方法。

（1）中老年人春季进补

春天是人体新陈代谢活动渐趋活跃的季节，如能适当进补，对老年人的身体健康是很有好处的。春季进补要注意加强营养补给，入春后，人体代谢活动日益活跃，体内消耗增多，只有通过进补对人体进行营养补给，才能适应春季气温变化，要注意改善和促进消化吸收功能。无论是食补还是药补，都应有利于健脾和胃，以利营养物质的充分吸收。食补或药补的补品，其补性均应较为平和，不能一味使用辛辣温热的补品，以免加重内热。适合春季进补使用的补剂较多，可以选用以下食物：人参、西洋参、红枣、龙眼肉、黄芪、党参、白术、熟地、莲子、荔枝、猪肚、羊肚、牛肚、鸡肉、鹌鹑蛋、黄鳝、鸽肉、鲫鱼，以及补益中成药人参蜂皇浆、人参大补膏、人参健脾丸等。

（2）中老年人夏季进补

夏季是一年中最热的季节，也是人体消耗最多的季节，因此在夏季进补同样很重要。老年人夏季极易伤津耗气，气随津脱，从而导致气津两虚。其阳气虚表现为身汗肢冷，疲乏懒言，食欲不振，大便稀薄，舌淡脉弱；阴血虚表现为五心烦热，午后潮热，心悸不眠，头晕目眩，脉细苔少等。为此，夏季老人进补时一方面要健脾养胃，促进消化吸收功能，同时又要解暑散热，生津止渴，避免暑毒。进补之物宜少量、清淡、可口。食补方面，可选食瘦猪肉、牛肉、鸡肉、鹌鹑肉、鸭肉、鹅肉、牛奶、甲鱼、龙眼肉、蜂乳、甘蔗、梨、大枣、绿豆、西瓜等。老人夏季还特别适宜粥补，如莲子粥、山楂粥、木耳粥等。此外，百合粥、黄芪粥、葡萄粥、番茄粥、红枣粥、牛肉粥等都各具特色，老年人可根据各自的具体情况，选而食之。

（3）中老年人秋季进补

秋季，气温渐降，气候变得干燥，人体也由夏湿过度到秋燥，许多老年人因秋燥而出现口干、咽干、唇焦、干咳、胸痛、气喘等症状。为使人体生理功能处于最佳状态，秋季老人进补的基本原则应是：宜润不宜燥，可多吃具有滋阴补肾、润肺、生津、提神、益气、嫩肤等功效的滋补品。待身体逐渐适应秋凉后的气候，再选食一些动物性补品。食补方面，可选食瘦猪肉、牛肉、鸡肉、鹌鹑肉、鸭肉、黄鳝、猪肺、猪肝、鸽肉、鹅肉等。宜食用牛奶、百合、莲子、银耳、山药、天冬、燕窝、蜂蜜、梨、枣、木耳、山楂等滋阴润肺之品。

（4）中老年人冬季进补

冬季是人体进补的黄金季节。不少中老年人入冬后食欲有所增加。营养物质不仅易于被消化吸收，且不易通过尿液和汗液排泄散失，因此进补后易于蕴藏而使其发挥功效。老人冬令进补的品种很多，选择进补时，应注意掌握三点：一是针对冬令食欲较旺盛、吸收功能较好的特点，要加强高热、高营养、味浓色重、补益力强的食物的进补。二是要根据自身情况，确诊虚证所在，辨证论治，有针对性地加以滋补，并坚持整个冬天都进行进补。三是若本身原已有病，选用进补之物要适当，最好遵照医嘱，不可盲目进补。冬令常用补品可从以下去选择：红参、杜仲、山药、西洋参、胡桃仁、银耳、当归、何首乌、枸杞子、黄芪、党参、白术、菟丝子、黑豆、芝麻、羊肉、狗肉、牛肉、龟肉、甲鱼、兔肉、麻雀、鹿茸、蛤蚧、海参、阿胶、黄鳝、虾、鸽蛋、鸡蛋等，其中胡桃仁、银耳，既是补益食品，又是药补之品，补力甚佳。凡血脂过高、动脉硬化，有冠心病、胆囊炎、痛风等疾病者，绝不可应用高蛋白、高脂肪、多糖分的药物和食品，如甲鱼、阿胶、桂圆、牛鞭、鹿蹄筋等。因为进食这类食品和药物，反而会助长病情发展，使血脂增高、血黏度增稠、血中尿酸增多、血压升高，结果越补越糟。

29. 中老年人要谨记饭后"七个不急"

实践证明，有些约定俗成的老习惯是不符合科学的，比如有些餐后的习惯，如果加以慢慢的改变，则对健康增益不浅。

（1）不急于吸烟

饭后吸烟的危害比平时大10倍。这是由于进食后的消化道血液循环量增多，致使烟中有害成分大量吸收而损害肝、脑及心脏血管。专家分析，从医学角度来分析一下饭后吸烟的害处，是很明显的事实，显而易见。当人进食以后，消化系统立刻全面运动起来，进行消化和吸收等各种生理活动。此时人体内的胃肠蠕动十分频繁，血液循环也加快了，全身毛孔亦都张开；而且排放一些多余的热能和加紧组织细胞的生物呼吸。如果在这个时候吸烟，肺部和全身组织吸收烟雾的力度大大加强，烟雾中的有害物质对呼吸、消化道都有很大的刺激作用；其他生物碱类物质就会大量进入人体，无疑会给人体机能和组织带来比平时吸烟大得多的伤害。所以说，饭后吸烟害处是很大的。

（2）不急于饮茶

茶中大量鞣酸可与食物中的铁、锌等结合成难以溶解的物质，无法吸收，致使食物中的铁质白白丢失。而且饭后立即饮茶茶水会冲淡胃液，影响胃内食物的正常消化。此外，茶水中含有的单宁酸还会促使胃内的物质凝固，影响蛋白质的吸收，从而增加了胃的负担。在吃饭一小时内最好不要饮茶，应待饭后一小时胃内食物消化得差不多时再饮用茶水，这样对消化功能和物质凝固也不会产生太大的影响。

（3）不急于洗澡

俗话说，饱不剃头，饿不洗澡。有人就误以为刚吃饱饭是洗澡的最佳时间，其实不然，刚吃饱饭的时候，大量血液集中于胃部，其他器官的血液相应减少，如果这个时候洗澡，周身的皮肤和肌肉血管扩张，血液流量加大，就会使供给消化器官的血液减少，从而影响消化吸收，所以饭后不宜马上洗澡。饭后可以先休息一到两个小时后再做洗澡的打算。

（4）不急于上床

俗话说："饭后躺一躺，不长半斤长四两"。饭后立即上床容易发胖。饭后至少要休息20分钟，再上床睡觉。哪怕是午睡时间也应如此。

（5）不急于开车

事实证明，司机饭后立即开车容易发生车祸。这是因为人在吃饭以后胃肠对食物的消化需要大量的血液，容易造成大脑器官暂时性缺血，从而导致操作失误。

（6）不急于吃水果

"饭后一只果"被奉为金科玉律，随着生活水平的逐渐提高，人们的保健意识也随之增强了，许多人认为饭后吃点水果是现代生活的最佳搭配。无论是在餐厅、饭店，还是在家里就餐，许多人都喜欢饭后吃点水果爽爽口，其实这是一种错误的生活习惯，因为，饭后马上吃水果会影响消化功能。专家分析：由于食物进入人们的胃以后，必须经过一到两小时的消化过程，才能缓慢排出。如果人们在饭后立即吃进水果，就会被先期到达的食物阻滞在胃内，致使水果不能正常地在胃内消化，在胃内时间过长，从而引起腹胀、腹泻或便秘等症状。如果人们长期坚持这种生活习惯，将会导致消化功能紊乱。最好在饭后1~2小时再吃水果。

（7）不急于松裤带

饭后放松裤带，会使腹腔内压下降，这样对消化道的支持作用就会减弱，而消化器官的活动度和韧带的负荷量就要增加，容易引起胃下垂，出现上腹不适等消化系统疾病。

第五章

轻松活过百岁要关注16个心理问题

1. 正常人心理健康的"八个标准"

获得健康的心理状态是心理养生最直接的作用和首要的目的。生物医学模式向生物、心理、社会模式的转化使人们对健康的理解更加深刻和全面，联合国世界卫生组织（WHO）对健康的解释为：健康不仅仅是没有疾病，而是身体上、心理和社会适应上的完好状态。现在一般认为心理健康应具有以下几个方面的内容。

（1）淡泊人生，泰然处之

心理健康的人能体验到自己的存在价值，既了解自己，又接受自己，有自知之明，即对自己的能力、性格和优缺点都能做出恰当、客观的评价；对自己不会提出苛刻的、过分的期望与要求；对自己的生活目标和理想也能定得切合实际，因而对自己总是满意的；同时，努力发展自身的潜能，即使对自己无法补救的缺陷，也能泰然处之。

（2）接受他人，善与人处

心理健康的人乐于与人交往，不仅能接受自我，也能接受他人，悦纳他人，能认可别人存在的重要性和作用。同时也能为他人所理解，为他人和集体所接受，能与他人相互沟通和交往，人际关系协调和谐；在生活和集体中能融为一体，既能在与挚友同聚时共享欢乐，也能在独处沉思时无孤独之感；在与人相处时，积极的态度（如同情、友善、尊敬等）总是多于消极的态度（如猜疑、嫉妒、畏惧、敌视等）。因而在社会生活中有较强的适应能力和较充足的安全感。

（3）情绪乐观，心境良好

心理健康的人愉快、乐观、开朗、满意等积极情绪状态总是占优势的，虽然也会有悲、忧、愁、怒等消极情绪体验，但一般不会长久；同时能适度地表达和控制自己的情绪，喜不狂，败不馁，谦不卑，自尊自重，在社会交往中既不妄自尊大，也不退缩畏惧；对于无法得到的东西不过于贪求，争取在社会允许的范围内满足自己的各种要求；对于自己能得到的一切感到满意。

（4）人格完整，处事和谐

心理健康的人，其人格结构包括气质、能力、性格和理想、信念、动机、兴趣、人生观等各方面能够平衡发展。人格作为人的整体的精神面貌能够完整、协调、和谐地表现出来；思考问题的方式是适中合理的，待人接物能采取恰当灵活的态度，对外界刺激不会有偏颇的情绪和行为反应，能够与社会的步调合拍，也能和集体融为一体。

（5）正视现实，接受生活

心理健康的人能够面对现实，接受现实，能动地适应现实，进一步地改造现实，而不是逃避现实；对周围事物和环境能做出客观的认识和评价，并能与现实环境保持良好的接触；既有高于现实的理想，又不会沉湎于不切实际的幻想与奢望之中。同时，对自己的能力有充分的信心，对生活、学习和工作中的各种困难和挑战能妥善处理。

（6）热爱生活，乐于工作

心理健康的人能珍惜和热爱生活，积极投身于生活，并在生活中尽情享受人生的乐趣，而不会认为人生是重负。他们在工作中尽可能地发挥自己的个性和聪明才智，并从工作的成果中获得满足和激励，把工作看作是乐趣而不是负担，同时也能把工作中积累的各种有用的信息、知识和技能储存起来，便于随时提取使用，以解决可能遇到的新问题，克服各种各样的困难，使自己的行为更为有效。

（7）智力正常，智商较高

智力正常是正常生活最基本的心理条件，也是心理健康的重要标准。智力是人的观察力、记忆力、想象力、思考力和操作能力的综合。一般常用智力测验来诊断人的智力发展水平。智商低于70者为智力落后。

（8）心理行为符合年龄特征

在人的生命发展的不同年龄阶段，都有相对应的不同的心理行为表现，从而形成不同年龄阶段独特的心理行为模式。中老年人心理健康也应与其年龄特征相吻合，也就是说这一阶段的人心理行为要符合年龄特征，当然所说的心理健康的人只是应具有与同龄多数人相符合的心理行为特征。

总之，现代医学对于心理健康尚未有公认的、统一的标准，但分析一下不同学者的见解，都涉及到两大方面，即对于社会的良好适应，以及能动的创造性，但总体看来，似乎更为重视对社会的适应性。

2.影响老年人心理健康的"六个因素"

影响老年人心理不适的因素有很多，但主要的来源与老年人的社会环境、家庭环境及老年人衰老引起的生理变化及疾病影响有关，这些因素是老年人心理不适的主要原因，了解这些原因的产生有利于老年人的心理养生。

（1）社会角色转换

由于退休养闲，不能继续在工作岗位上体现自己的才能与价值，减少了社会交往的机会，得不到过去工作中体验到的尊重，加之同龄亲友、同事、配偶相继去世，因此，老年人可能会慢慢地产生失落感、无助感、孤独感和空虚感。因为工作是人服务于社会并从中获取自身生活报酬的重要手段，对多数人来说，工作不仅是谋生的手段，也与他的社会地位、人际交往，与他的尊严与卑屈、愉快与烦恼密切相关。因此，退休会给许多老人带来不适。

（2）家庭因素

退休后，老人的主要生活范围是家庭，因此家庭的结构、家庭成员彼此之间的关系、老人在家庭中的地位等对老人的生活质量和身心健康影响极大。老人所面临的主要家庭关系有：夫妻关系、两代人之间的关系，以及祖孙之间的关系。各类纷繁复杂的家庭矛盾易成为老年人心理疾病的"导火线"，由此而引发严重的官能性恐惧症。

（3）衰老因素

从生理和心理两个方面分析，老年人的某些神经生理系统的机能逐渐衰退，例如：听力减弱，视力下降，记忆力下降，特别是记不住琐碎小事。随着年龄的增长，视力下降，听觉迟钝，动作反应迟缓，与社会接触减少，这些变化都可能引起老人情绪上的焦虑、抑郁和孤独感。

（4）遗传因素

遗传对老年人心理活动有一定的影响，尤其是一个人的体形、气质、神经结构的活动特点、能力与性格的某些成份等都受遗传因素的明显影响。有关资料表明，精神疾病的发病具有明显的血缘关系，其心理、情志活动与遗传关系紧密。

（5）疾病因素

一些老年人喜欢没病找病，"对号入座"，结果使本已比较脆弱的心理更加脆弱，导致心理不适的出现。另外某些严重的躯体疾病或生理机能障碍，也可成为部分老年人心理障碍与精神失常的原因。例如内分泌机能障碍，最突出的如甲状腺功能亢进，可导致敏感、易怒、暴躁、情绪不稳和自制力减弱等心理异常表现，而在机能缺失时，则可引起整个心理活动过程的迟钝，不仅智力受到损害，而且性格上还会变得幼稚、保守和狭隘。

（6）意外伤害

不良的情绪可使意外伤害增加，同样由于意外伤害，如因摔伤、车祸、碰伤或工作意外造成的脑震荡、脑挫伤等也可导致有的老年人出现心理障碍，如意识障碍、遗忘症、言语障碍和人格改变等。

3. 春季养心，重在调理情志

春天气候逐渐转暖，万物复苏，是一年中最美好的季节，也是中老年人心理最为舒畅的季节。然而，春天也是"百草发芽，百病发作"的季节，因此春季做好中老年人心理保健养生同样重要。"春夏养阳，秋冬养阴"，是我国古代医学家根据自然界四季变化对人体脏腑气血功能的影响而提出的养生原则。春日养阳重在养肝。五行学说中，肝属木，与春相应，主升发，喜畅达疏泄而恶抑郁。所以，养肝首要一条是调理情志，春天应注意情志养生，保持乐观开朗的情绪，以使肝气顺达，可起到防病保健的作用。春之日，万物充满生机，人体因此肝气相对旺盛。这时，"性气不定，止如小儿"的老年人，更应注意心理调养。常嬉游于万花之隅，沐浴明媚春光，或者借助春天气候的宜人，旅游踏青，可预防独坐孤眠所生的抑郁困倦，激发中老年人对生命的珍惜和对大自然的热爱。

4. 夏季养心，静养勿躁

根据夏季时令变化规律，养护人体精神气血与之相适应，进行养生保健的方法，属中医时间养生法。

夏季是一年中最炎热的季节，盛夏酷暑蒸灼，人容易闷热不安和困倦烦躁，心火旺盛。所以首先要使自己的思想平静下来、神清气和，切忌火暴脾气，遇事一蹦三跳，因躁生热，要防止心火内生，心静自然凉。故夏季的养生重点是调息静心，劳而不倦，慎防中暑感邪。夏之日，万物生长，蕃茂秀丽，人的心火相对旺盛。精神调养，贵在安其心，调其神，培养乐观豁达的精神，夏季情志调养应以清静为原则。此期的老年人，应保持情志愉悦，切戒急躁发怒。夏日主火，内应于心，心藏神，主神志。暑气入心，易使心火上炎，使人烦躁易怒，焦急不安。由于老人对外界不良刺激承受能力较差，思想容易波动而影响健康。所以，夏季调神，首先要使自己的思想平静下来，避免生气和苦恼，防躁戒怒，清静养神。正如《养生消息论》中所指出的：夏季"更宜调息静心，常如冰雪在心，炎热亦于吾心少减，不可以热为热，更生热矣。"历代医家也强调："静养勿躁"，"节私欲，定心气"。在民间也有"心静自然凉"的说法。有条件的老人，可到风光秀丽的山林海滨消暑避暑，或垂钓于水边树下，或清静凉爽的地方散步做操、练功打拳，或品茶、奕棋、书画于书堂静室，以调节心气，陶冶情操，防止心火内生。游乐宜清幽，炎夏不可远途跋涉，应就近寻幽。早晨，曙光初照，空气清新，可到草木繁茂的园林散步锻炼，吐故纳新。傍晚，若漫步徜徉于江边湖畔，那习习的凉风会使你心静如水，神怡如梦，涤尽心头的烦闷，暑热顿消。

5. 秋季最易对人心理有影响

秋天凉爽宜人，但气候干燥，气温变化不定，冷暖交替，常会给中老年人带来心理、生理的不适。尤其是身临草枯叶落的深秋，对大多数中老年人来说，心中常会引起凄凉、苦闷、垂暮之感，易诱发消沉的心绪。所以说中老年人此期要慎防受自然衰败景象所染的悲戚之情。尤其是对于那些伤年华流逝，痛亲朋千古，叹此生禄禄者，常会发生腹胀气滞及情绪低落。秋风落叶，往往使人触景生情，特别是老年人易引起垂暮之感，回忆往事，而致情志疾病。因此，秋季讲究精神调养至关重要。所以，老年人在秋天应保持情绪稳定，多做一些自己喜欢的事情，如散步、练习书画、奕棋弹琴、植花养鱼、随意玩乐。这样，转移了目标，精神负担必然自释。不妨静下心来想想收获果实的愉悦，或以哲人眼光判别大自然季节交替所表现的春暖秋凉，保持神志安宁，收神敛气。其次，要主动增加生活情趣。喜怒哀乐，人皆有之，秋天情绪低沉系自然气候影响人体的缘故，而主动增加生活中的乐趣实乃明智之举。如从事自己所嗜好的琴棋书画、养鸟养鱼、花卉盆景、写作、垂钓等，使自己的情绪得以升华，及时转移自己的不良情绪。三是要勤于运动。金秋季节，是开展各种运动的大好时光。勤于运动，不仅能增强体质，而且可改善心理状态，运动项目的选择以群体运动为主，诸如集体舞蹈等。有条件的中老年人不妨外出旅游，饱览自然风景，能使你有心旷神怡之感。四是秋天应注意多吃一些有健脑活血作用的食物，诸如鱼类、蛋类、豆制品、核桃仁、牛奶等，有利调节情绪，亦可酌情增加一些绿茶、咖啡等饮料，以改善心境。

6. 冬季对心理的影响特点

严冬之时，木枯草衰，寒风刺骨，自然界毫无生机，常使人触景生情，抑郁不欢。科学证明，冬天确实易使中老年人身心处于低落状态。造成这种现象的主要原因有：冬季天寒地冻，户外活动受到限制，运动量必然要减少，从而影响中老年人的情志活动；受寒冷气候和景色衰败的影响，加之白日短促，冬夜漫长，老人的心理上往往容易产生寂寞、郁闷、孤独、生活兴趣低落等情绪。所以说冬季做好中老年人的心理调适是非常重要的。冬天改变情绪的最佳方法就是运动，慢跑、跳舞、滑冰、打球等是消除冬季烦闷、保养精神的良药。如遇恶劣天气，不能外出，可以读读有兴趣的书，练练书法，听听音乐，看看电视中的优秀节目，同老伴、家人漫淡，都可以振奋精神，排除心头不良情绪。也可以漫步于中庭或清静之处，心情悠然爽朗，襟怀可为之一畅；也可以新老朋友聚会一堂，品茶畅怀，消除冬季带给中老年人的不良习惯。如果是由于季节给您造成的心理不适，对这种不良情绪要及时疏泄。

7. 导致心理障碍注意"三个方面"

影响心理健康，造成心理障碍的心理社会因素是复杂的，主要有生活事件、心理冲突和人格特点等。

（1）生活事件

生活事件指人们在日常生活中遇到的各种各样的社会生活变动，如子女结婚、升学、求职、失业、下岗、亲人亡故等。由于生活事件的增加而产生的应激体验与各种各样的生理障碍和心理障碍有着明显的联系。例如，高血压、冠心病、糖尿病、类风湿关节炎、胃溃疡、癌症、神经症、各种事故、意外损伤以及学习成绩的下降等都与生活事件的明显增加有密切关系。

（2）心理冲突

我们生活在这样一个世界，我们几乎天天都面临很多选择。作出选择意味着选择什么，同时又必须丢掉什么。而选择造成的心理冲突常常会对中老年人的身心健康产生不良影响。例如，如果一个人对某人不满，但又不想得罪对方，不能表达自己的情绪，就会使自己处于心理冲突之中。大量的临床研究表明，一个人如果长期不能表达自己的愤怒和攻击情绪，就会对他的身体和心理健康产生消极影响。

（3）特殊人格

某些特殊人格往往成为导致某种心理障碍或精神病的一种内在原因。例如强迫性神经症，其相应的人格为强迫性特征，具体表现为谨小慎微，求全求美，自我克制，优柔寡断，墨守陈规，拘谨呆板，敏感多疑，心胸狭窄，事事容易后悔，责任心过重和苛求自己等。再如，与癌症相联系的特殊人格特征是富于暗示性，情绪多变，容易激动，富于幻想，以自我为中心和爱自我表现等。

8. 健康心理要掌握"四大原则"

中老年人心理养生的方法多种多样，但其基本原则主要有以下几个方面，中老年人只有在日常生活中遵循以下原则，心理养生才可达到理想的境地，取得良好的养生成果。

（1）善良

有人将善良称为心理养生的营养素。心存善良，就会以他人之乐为乐，乐于扶贫帮困，心中就常有欣慰之感；心存善良，就会与人为善，乐于友好相处，心中就常有愉悦之感；心存善良，就会光明磊落，乐于对人敞开心扉，心中就常有轻松之感。总之，心存善良的人，会始终保持泰然自若的心理状态，这种心理状态能把血液的流量和神经细胞的兴奋度调至最佳状态，从而提高了机体的抗病能力。所以，善良是心理养生不可缺少的原则之一。

（2）宽容

宽容是一种良好的心理品质。它不仅包含着理解和原谅，更显示着气度和胸襟、坚强和力量，有人将宽容称为心理养生的调节阀。人在社会交往中，吃亏、被误解、受委屈的事总是不可避免地要发生。面对这些，最明智的选择是学会宽容。一个不会宽容，只知苛求别人的人，其心理往往处于紧张状态，从而导致神经兴奋、血管收缩、血压升高，使心理、生理进入恶性循环。学会宽容就会严于律己，宽以待人，这就等于给自己的心理安上了调节阀。

（3）乐观

乐观是一种积极向上的性格和心境，有人将乐观称为心理养生的不老丹。它可以激发人的活力和潜力，解决矛盾，逾越困难；而悲观则是一种消极颓废的性格和心境，它使人悲伤、烦恼、痛苦，在困难面前一筹莫展，影响身心健康。人生有了乐观的情绪，才会拥有健康与幸福，否则即使家财万贯，也会身心疲惫，万事愁心。

（4）淡泊

淡泊，即恬淡寡欲，不追求名利，有人将淡泊人生称为心理养生的免疫增强剂。有人说"无求便是安心法"，"人到无求品自高"。这说明，淡泊是一种崇高的境界和心态，是对人生追求在深层次上的定位。有了淡泊的心态，就不会在世俗中随波逐流，追逐名利；就不会对身外之物得而大喜，失而大悲；就不会对世事他人牢骚满腹，攀比嫉妒。淡泊的心态使人始终处于平和的状态，保持一颗平常心，一切有损身心健康的因素都将被击退，有了一颗淡泊之心，就没有过不去的桥，过不去的事。

9. 心理对生理影响的"六个方面"

心理因素在疾病的发生、发展及预防方面起着重要作用。当任何恶劣情绪的刺激超过一定限度时，就有可能引起中枢神经系统功能的紊乱，主要是交感神经兴奋，儿茶酚胺释放增多，肾上腺皮质和垂体前叶激素分泌增加，胰岛素分泌减少，从而引起体内神经对所支配的器官的调节障碍，出现一系列的机体变化和功能失调及代谢的改变，包括心血管系统、呼吸系统、消化系统、内分泌系统、植物神经系统和其他方面异常现象的发生。

（1）心理因素对免疫系统的影响

心理因素对免疫系统有明显的影响，心理学家的结论是：性格开朗、为人随和、心情乐观和对周围的人充满爱心的人，免疫能力较强，这些人患流感、咽炎、伤风和其他疾病会很快痊愈。相反有下列行为举止和性格特征的人，例如，固执己见、自怨自艾、对自己和周围的人持否定态度、悲观多疑、心胸狭窄、记仇，缺乏自信、神经过敏的人免疫系统的功能较低，自身对各种疾病的抵抗力也较低。

（2）心理因素对心血管系统的影响

有专家提出："心血管病的发生、发展、复发、加剧、恶化与不良情绪刺激密切相关。"

心理因素直接影响心血管系统疾病的发生与发展，情绪持续紧张和精神过度疲劳是高血压病不可忽视的原因，在日常生活中，常有些人由于暴怒、恐惧、紧张或过于激动而引起心血管病，甚至导致死亡。有学者观察到医务人员一句不慎的话，甚至他们的表情和动作都可以造成患者的血压波动。

（3）心理因素对呼吸系统的影响

心理因素对呼吸的影响非常明显，当人受到较大的打击，心理失去平衡时，可引起胸闷、气急、心率改变、面色苍白、头额冒汗、哮喘等。当换气过度时，血液中的二氧化碳成分降低，则可出现手指发麻、肌肉颤抖、头晕，甚至昏厥。

（4）心理因素对神经系统的影响

七情太过，导致神经系统的严重失调，就会引起各种神经官能症，包括神经衰弱、癔症和强迫症。极为严重的，还可引起精神错乱、行为失常。所谓反应性精神病大都是这样引起的。它是由强烈、突然或持久的精神因素所引起的一种精神障碍。

（5）心理因素对消化系统的影响

心理因素对消化系统的反应相当敏感。据研究统计，消化系统功能紊乱，因情绪不良而致病者占70%～80%。诸如食欲减退、恶心呕吐、胃痛、慢性胃炎、消化性溃疡、结肠过敏、腹痛腹泻等。有位名叫奥尔夫的医生，就发现几乎每一分钟胃的机能都能受到情绪的影响。有人曾借助仪器观察患者情绪对胃的影响。结果发现：当患者发怒时，胃黏膜就充血发红，胃的运动加强，胃酸的分泌增多；当他忧伤悲痛时，胃黏膜变得苍白，胃的运动减弱，胃酸的分泌也减少了。

（6）心理因素对内分泌系统的影响

心理因素对内分泌系统有十分明显的影响，对于内分泌系统来说，强烈的刺激可导致糖尿病、甲状腺机能亢进等病。以甲亢为例，有关专家告诫人们："过度紧张、长期焦虑等精神负担，是诱发'甲亢'的重要因素。"从甲亢患者就诊时的主诉可得知，升学、出国、晋级、提职等，可导致情绪波动，而工作、学习过度劳累引起精神持续紧张，这些因素与发病更有密切关系，所以说心理因素对内分泌系统的影响不可小视。

10. "七情"太过是这样让人患病的

心理的变化在外表现为七情，七情太过则可使人致病。太过，主要指两种情况：一种是情绪波动太大，过于激烈，如狂喜、盛怒、骤惊、大恐等突发性激烈情绪，往往很快致病伤人；另一种情况是七情持续时间太长、过久，也会伤人致病，如久悲、过于思虑、时常处于不良的心境，皆可积而成病。其机理主要是影响人体内环境的稳定，如气机运行障碍、脏腑功能失常，以及损伤机体阴阳、精血等。

（1）七情太过，损伤脏腑

中医说："怒伤肝，喜伤心，思伤脾，忧伤肺，恐伤肾。"但临床上并非是一情只伤一固定脏腑，既可一情伤几脏，又可几情伤一脏。如思虑过度可影响脾的消化吸收功能，同样悲忧太过亦能影响于脾，导致食欲不振、脘腹胀满。又如大喜伤心，但《黄帝内经》又提出："悲哀愁忧则心动，心动则五脏六腑皆摇。"说明一切不良情绪都能影响于心，而由于"心为五脏六腑之大主"，心受伤，人体的整个功能皆会受损。

（2）七情太过，影响气机

七情太过，首先是扰乱气机，正如《黄帝内经》里所说："余知百病生于气也。怒则气上，喜则气缓，悲则气消，恐则气下，惊则气乱，思则气结。"这里的上下，说明气机升降失常；这里的结，说明气机郁滞，运行不畅；此外，消、缓、乱，亦是气的运行障碍。可见，七情太过对于人体气机的影响是很严重的，也正如原文所说"百病生于气"，即许许多多疾病的发生皆与七情刺激引起气机失常有关。

（3）七情太过，损精耗血

《黄帝内经》说："怒则气逆，甚则呕血及飧泄"，说明暴怒，可致血随气逆，发生呕血。《黄帝内经》又说："恐惧而不解则伤精……精时自下"，这里的精时自下，即是恐惧太过，五脏所藏之阴精失去统摄，耗散不止。《医学入门》也指出："暴喜动心不能主血"，意思是过喜则使气血涣散，血行不畅。此外，过分思虑，既可耗伤心血，又能影响食欲，造成气血生化不足，皆可使精血亏损。

（4）七情太过，神形俱伤

情志致病，首先是伤神，影响人的精神，而且可以伤形。如《黄帝内经》说："暴怒伤阴，暴喜伤阳。厥气上行，满脉去形。"这里的满脉去形，即是情志先伤阴阳，后伤形体的结果。从上可知，七情致病，有别于外感六淫，六淫伤人多伤形体，而情志致病，多先伤人神气，再伤形体。

（5）七情太过，阴阳失调

《黄帝内经》说："暴喜伤阳，暴怒伤阴"，说明情志过激，可损阴伤阳。《黄帝内经》又说："大惊卒恐，则气血分离，阴阳破散。"阴阳破散，即阴阳失调。而阴阳协调，中医认为阴阳平衡，是维持人体生命活动的基本条件，"阴平阳秘，精神乃治，阴阳离决，精气乃绝"，说明七情致病，其主要机理在于造成人体的阴阳失调。

11. 心理养生需要坚持"四情"

随着社会的进步，生活质量的提高，人类的预期寿命逐渐增长。专家认为，60岁是一生中第二个春天的开始，可以活得更潇洒、更"多情"。"多情"的含意是什么？老年人想健康活过百岁就要愉悦心情、增进友情、巩固爱情、注重世情。

（1）愉悦心情

保持良好的情绪，心胸要开朗，逢事淡然处之，勿须与人争高低；尽力培养自己的业余爱好，确立精神支撑，从中寻找乐趣，无论棋琴书画、种花养鸟，都是很好的选择，自可陶醉其中。

（2）增进友情

老年人切忌孤独，应广交朋友，参加一些力所能及的文体活动。或者结伴郊游，到大自然中去领受山光水色的恩赐，或者与忘年朋友交流思想，吸取青春活力，使老年人生活兴趣盎然。

（3）巩固爱情

俗话说，少时夫妻老来伴，恩爱夫妻多长寿。愈是老年，愈要珍惜、巩固爱情。即使是丧偶老人，也该重组家庭，延续爱情。据医学家研究表明：有配偶的老人比孤身老人寿命长。

（4）注重世情

进入老年，也应注重自己的穿着打扮、行为举止，讲究卫生。国外学者曾对讲究衣着的60～80岁老人做过调查，发现90%以上的人，比他们实际年龄显得年轻，因为恰当的修饰能给老人带来活力，自感年轻，有利于社会活动。

12. 保持心理平衡的"十大"要诀

研究发现，人类65％～90％的疾病与心理的压抑感有关。紧张愤怒和敌意等不良情绪使人易患高血压、动脉硬化、冠心病、消化性溃疡、月经不调等，而且破坏了人体免疫功能，加速了人体衰老过程。联合国际劳动组织发表的一份调查报告也认为，"心理压抑是20世纪最严重的健康问题之一"。现代生活中如何保持心理平衡，这是人们共同关心的问题。心理卫生学会提出了心理平衡的10条要诀，值得我们借鉴。

（1）对自己不苛求

每个人都有自己的抱负，有些人把自己的抱负目标定得太高，根本实现不了，于是终日抑郁不欢，这实际上是自寻烦恼；有些人对自己所做的事情要求十全十美，有时近乎苛刻，往往因为小小的瑕疵而自责，结果受害者还是自己，为了避免挫折感，应该把目标和要求定在自己能力范围之内，懂得欣赏自己已取得的成就，心情就会自然舒畅。

（2）不要处处与人争斗

有些人心理不平衡，完全是因为他们处处与人争斗，使得自己经常处于紧张状态。其实，人际之间应和谐相处，只要你不敌视别人，别人也不会与你为敌。

（3）对亲人期望不要过高

妻子盼望丈夫飞黄腾达，父母希望儿女成龙成凤，这似乎是人之常情。然而，当对方不能满足自己的期望时，便大失所望。其实，每个人都有自己的生活道路，何必要求别人迎合自己。

（4）暂离困境

在现实中，受到挫折时，应该暂将烦恼放下，去做你喜欢做的事，如运动、打球、读书、欣赏等，待心境平和后，再重新面对自己的难题，思考解决的办法。

（5）适当让步

处理工作和生活中的一些问题，只要大前提不受影响，在非原则问题方面无需过分坚持，以减少自己的烦恼。

（6）对人表示善意

生活中被人排斥常常是因为别人有戒心。如果在适当的时候表示自己的善意，诚挚地谈谈友情，伸出友谊之手，自然就会朋友多，隔阂少，心境亦自然会变得平静。

（7）找人倾诉烦恼

生活中的烦恼是常事，把所有的烦恼都闷在心里，只会令人抑郁苦闷，有害身心健康。如果把内心的烦恼向知己好友倾诉，心情会顿感舒畅。

（8）帮助别人做事

助人为快乐之本，帮助别人不仅可使自己忘却烦恼，而且可以表现自己存在的价值，更可以获得珍贵的友谊和快乐。

（9）积极娱乐

生活中适当娱乐，不但能调节情绪，舒缓压力，还能增长新的知识和乐趣。

（10）知足常乐

不论是荣与辱、升与降、得与失，往往不以个人意志为转移，荣辱不惊，淡泊名利，做到心理平衡是极大的快乐。

13. 中老年人家庭心理调节两妙招

一般的老年人，在家庭内部也容易产生一种消极心理，认为自己是年老体衰，风烛残年，没有什么用处了。有的人认为家庭成员忽视自己，那么该如何对待这些问题呢？

（1）儿孙自有儿孙福

老年人受一家人和社会的尊敬，应该珍惜这幸福的时光。首先，要根据自己的经济条件，妥善安排和改善自己的晚年生活，既不要奢侈浪费，也不必过于节俭；其次，切不要"承包"养育儿女、又"承包"照看孙儿的一切任务，俗话说："儿孙自有儿孙福，莫为儿孙作牛马。"再者，老年人自己最好能有点积蓄，因为"子有孙有，不如自己有"。一句话，要让自己的经济宽裕一些，生活过得潇洒一点，这对自己和儿女都有好处。

（2）快乐别等别人去施舍

人生难得老来乐，老人要做乐天派。快乐不是别人施舍的，而要靠自己去创造，要时时、处处、事事自寻乐趣，老年人可根据自己的身体条件、文化程度和志趣爱好的实际情况去选择适宜的活动，能跑就跑，能跳就跳，能唱就唱，还可选择门球、乒乓球、书籍报刊、诗词歌赋、书法绘画、花鸟鱼虫、太极拳、健美操等，凡是有益于心身健康的活动都应该积极参加，这样就可以享受绚美的人生第二春，促进健康活过百岁。

14. 好的心理要学会坐"两把椅子"

月有阴晴圆缺，人有悲欢离合。人的一生存在着很大的变故，有极大的柔韧度。而适当的心理调节是一种自我保护的策略，它能帮助中老年人更健康、更长寿。要做好这种心理调节，需要学会坐人生的"两把椅子"。

（1）热椅子与冷椅子

在人生的旅途中，往往有冷、热两把椅子让你去选择。比如，上学有热门和冷门的专业；找工作有"肥水"和"清水"的单位、企业；搞科研、做学问，有热门和冷门的课题……但"热"、"冷"是随着形势的发展而变化的。有的人削尖脑袋处处都想找把热椅子，这椅看见那椅热，坐上那椅又凉了，心浮气躁，不停折腾，最后可能一事无成。古今中外的历史证明，凡是对人类作出卓越贡献的人，都是那些敢坐冷板凳、并具有"板凳要坐十年冷"精神的人。据报道，2006年度国家科学技术奖37%以上的项目都经过了15年以上的长期研究。

（2）高椅子与低椅子

人们常常发问："你和谁坐一条板凳？"意思是说，屁股会指挥脑袋，坐不同的板凳就会代表不同的利益。和人民坐一条矮板凳，才能代表人民根本利益，才称得上是人民的公仆!否则，光想坐高板凳，高高在上，做官当老爷，早晚必将被人民所唾弃!怎样看待"低椅子"与"高椅子"，想起了彭德怀元帅的一段话。有一次他到基层连队参加一个班的讨论会，一位干部端来一把椅子，战士们又垫上一床被子请他坐，他却坐在战士的矮凳子上。在分析一些独立国家闹政变时，他认为一个重要原因，"就是他们的领导不愿意和大家一样坐矮板凳、硬板凳，可能原先他们也是坐矮板凳的，后来他们就只能坐高板凳，比你们叫我坐的那板凳还高，高得多!"这个比喻很通俗，却意味深长，给人启迪，让人深思!

（3）软椅子与硬椅子

在人生的路上，常常摆着"软椅子"和"硬椅子"。坐"软椅子"，既舒服，又不费气力，更不担风险，但绝不会做出大成绩。而要坐"硬椅子"，就意味着要走前人没走过的路，要开拓创新，还要承担失败的风险。但社会的进步，科学的发展，都需要和依靠那些敢坐"硬椅子"的人。王选1975年搞精密照排系统时，就跨过当时的二代、欧美的三代照排机，直接研制第四代激光照排系统，王选在刻苦攻关的18年里，甘冒风险，坚持不懈，潜心研究。他将这段岁月形容为"逆流而上"、"九死一生"。正是这种敢坐"硬椅子"的创新实践，才使我国的激光照排技术一步跨越了西方国家走过的40年，推动了中国印刷技术的第二次革命，从而结束了我国排版印刷"铅与火"的时代，进入"光与电"的世纪。王选也被称为"当代毕升"。

（4）台上椅子与台下椅子

人的一生基本上是坐在"台下"和"台上"这两把椅子度过的。即使普通老百姓，也有个由"台下"的儿女变成"台上"的父母的问题。所以，如何坐好"台下"和"台上"这两把椅子，这是人生的一门大学问。这里只提醒两条：一是若坐在"台上"这把椅子时，不要忘乎所以、趾高气扬、目空一切，应学会低下头，眼向下，心里装着人民，眼睛看着群众，千万别把自己太当"人"。二是若坐在"台下"这把椅子时，要放平心态，乐观面对，自尊自爱，学会抬头把自己当"人"。总之，一句话，坐在台上这把椅子时，要看得起别人。坐在台下这把椅子时，要看得起自己，这才领悟了坐好人生这把"椅子"的真谛。

15. 好的心理得学会"八忘"

人生有许多不如意，不如意的事占了人生的七八成，但要长寿必须学会善意的"遗忘"，遗忘可以使你心宽，可以使你体健，可以使你长寿。

（1）忘掉年龄

保持旺盛活力，人的生理年龄是客观的，但心理年龄则不同，它反映了人的精神状态。有人刚过花甲之年，就不断暗示自己老了。这种消极的心理是健康活过百岁的大敌。俗语说："人不思老，老将不至"是有道理的。

（2）忘掉怨恨

宽容对事、对人都有好处，有的人种下了怨恨的种子，就想报复，甚至千方百计琢磨报复的方法、时机，使人一生不得安宁。忘掉怨恨就心平气和，对长寿大有裨益。怨恨于事无补，只能增加烦恼。

（3）忘掉悲痛

人必要时要尽快忘掉悲痛，要尽快从伤心中解脱出来，如亲人遇到天灾人祸或死亡，常使人沉浸在悲痛之中不能自拔，时间过长即损害人的身心健康，因而遇到此类事时应想开一些，从中解脱出来。

（4）忘掉气愤

想得开，忘得快，人一想到急事，容易急躁，气血堵塞，血压升高，心跳加快，甚至因气愤而死亡。其实因一时之气而病死又有何益呢？

（5）忘掉忧愁

忘掉忧愁是减少病痛缠身的最好方法，多愁善感难免疾病抬头。现代医学认为忧愁是抑郁症的主要根源。一生多愁善感会导致多种疾病缠身，最终让病魔夺去生命。忧愁只会使人更加忧愁。

（6）忘掉悔恨

过去的已过去。凡是使人后悔的事都随着岁月流逝而成历史，应该提得起，放得下，总去想追悔莫及的事情，日久只能伤心伤神，不利于健康活过百岁。每个人都会有悔恨的事情，但悔恨于事无补。

（7）忘掉疾病

减轻精神压力。人得了病多数被疾病困扰，总想身上的病，甚至担心日子不多，毫无益处。因为精神专注于病，会使免疫力下降，反而使疾病加重。得了病，泰然处之，从精神上战胜疾病。

（8）忘掉名利

人只有忘掉名利才能活得更加潇洒。名利是人们一生都追逐的，但必须正确对待。尤其是老人，只有忘掉名利，知足常乐，做个乐天派，才能使人健康活过百岁。如果整天被名利所累，难免身心疲惫。

16. 退休老年人的自我心理调节

有机会长期接触老年人工作的人都知道，有的刚退休的老人虽然享有固定的住处，稳定的退休金，生活无忧，身体健康，却总是多愁善感，郁郁寡欢，甚至过于敏感，喜怒无常。由于他们刚从工作岗位下来，他们或多或少的有些心理问题。刚退休的老人们应尝试放松自己，缓解压力，排除心理上的障碍。

（1）参与社交

一位刚退了休的老人说，"退休后头三个月，感觉真好，无牵无挂，天天吃吃睡睡，二十四小时自己安排，不知多美；到了第四个月，开始不舒服，半年后，不行啦！我现在天天到老干中心去活动，学书画、弹钢琴、唱歌、跳舞、打球，时间不够用！"所以，刚退休后老年人忌讳关门独居，人是群居的动物，应多与同龄人接触，多到老年人集中的地方活动，尽快寻找和创造一个社交圈子，充实自己的生活。

（2）变换角度

老年人退体后的生活与工作时有了完全的不同，有时候，同样一件事，如果换个角度来看，可以使消极的情绪转化为积极的情绪。刚退休的老人应多听别人的意见，多从不同的角度看问题，才能尽快调节心理。相传古时有位老太太，大儿子卖扇子，二儿子卖伞。雨天愁扇子卖不出，晴天愁伞卖不去，为着两个儿子天天发愁。有一天，一位老和尚开导她说，"雨天好卖伞，晴天好卖扇。"老太太明白了，果然变愁为乐，心宽体健起来。要明白不同的岗位有不同的作用。

（3）转移焦点

有一个刚退休的老人，刚退休妻子就病逝，独生女儿又在国外，心里的苦闷无从排解，整天呆在家里胡思乱想。经朋友介绍，到一老年活动场所活动。退休前没机会学电脑，现在好了，每天和一群老同志一起花很多时间上网、下棋，忙个不停。这就在心理上形成一个新的兴奋中心，把痛苦愁闷暂且放在一边，集中精力动手干另一件事，有意识地缓解、回避退休、老年丧偶带来的巨大打击。

（4）自我安慰

狐狸吃不到葡萄，就说葡萄是酸的；后来捡到一个柠檬，又说柠檬是甜的。这就是心理上的自我安慰。"自圆其说"确有维护心理平衡的作用，有助于心理自救。人退休后，有些不如意的事情明摆着的，就该明白应向好处努力；已成定局时，就该宽慰自己，承认现实，这比垂头丧气不知要好多少倍。

第六章

轻松活过百岁必须知晓17个运动常识

1. 运动要知道的"两个原则"

健康活过百岁主要靠后天生活的有益积累，健康与长寿有先天的遗传因素，但遗传不是影响健康活过百岁的主要因素，日常生活的点点滴滴、各种有益经验都可成为中老年人健身的法宝，健康活过百岁者的保健原则主要有以下几点。

1. 自我锻炼，持之以恒

中医学大多保健方法属自我保养、锻炼的方法，包括饮食、运动、导引、按摩等。太极拳源于古代的拳击、导引、吐纳等锻炼方法，强调调身、调心、调息。通过这些自我锻炼法，可使人体排除内外干扰，形神合一地处于最佳状态，从而对整个生命过程实行自身调控，激发和调动人体内在潜力，祛病防老。人贵有志，学贵有恒，做任何事情要想取得成效，没有恒心是不行的。古人云："冰冻三尺，非一日之寒"，说的就是这个道理。这就说明，保健、锻炼身体非一朝一夕之事，要经常而不间断，三天打鱼两天晒网是不会达到锻炼目的的。各种保健方法不仅是身体的锻炼，也是意志和毅力的锻炼。

2. 舒适自然，循序渐进

各种保健方式都要在舒适自然的条件下循序渐进，选择了相应的保健项目后，切忌急于求成。以运动保健为例，譬如选择了跑步保健，若运动后食欲减退，头昏头痛，自觉劳累汗多，精神倦怠，说明运动量过大，超过了机体耐受的限度，会使身体因过劳而受损。唐代医学家孙思邈告诫人们："养性之道，常欲小劳，但莫大疲及强所不能堪。"一般来说,以每次锻炼后感觉不到过度疲劳为适宜。有人曾说过:"为健康而进行的保健,应当是轻松愉快的,容易做到的,充满乐趣和丰富多彩的,人们才愿意坚持实行。"即各种保健方法应当在顺乎自然的方式下进行。疲劳和痛苦都是不必要的,要轻轻松松地进行保健。

2. 中老年人的运动"六宜"

随着社会的发展,我国人民的健康水平已大为提高,预期寿命达到70岁,较解放前的35岁提高了一倍。然而我国老年人虽已长寿但不健康,往往患有多种疾病或残疾,日常生活活动能力差,生活质量不高。响应世界卫生组织(WHO)"健康老龄化"的号召,做好运动养生是实现中老年人健康的主要途径之一。它对提高中老年人的身体素质、健康水平和生活质量,都将发挥重要作用。科学的运动要掌握以下几点原则。

(1)运动应适度

运动养生是指通过锻炼来达到养生延年的目的。而适度运动尤为重要,中老年人要注意掌握运动量的大小,尤其是体质较差的人更要注意。运动量太小达不到锻炼的目的,起不到健身作用;运动量过大则可能超过了机体的耐受程度,反而会使身体因过度疲劳而受损。若运动后食欲减退,头昏头痛,自觉劳累汗多,精神倦怠,说明运动量过大,超过了机体耐受的限度。那么,运动量怎样掌握才算适度呢?一般来说,以每次锻炼后感觉不到疲劳困乏为适宜。目前多采用按心率的快慢来判定运动量的大小。方法是:在运动最高潮时测定一下心率，先测出10秒钟的心率数，再乘以6，所得的即是每分钟的心率。180减去受测者年龄数，所得之差即是锻炼时的合适心率。低于合适心率则要增加运动量，高于合适心率则应减少运动量。

（2）运动贵在坚持

运动养生并非一朝一夕之事，贵在坚持。"流水不腐，户枢不蠹"这句话一方面说明了"动则不衰"的道理，另一方面也强调了持久的重要性。水常流才能不腐，户枢常转才能不被虫蠹。中老年人只有持之以恒，坚持不懈地进行适宜的运动，才能收到养生健身的效果。运动养生不仅是形体的锻炼，也是意志和毅力的锻炼。人贵有志，学贵有恒，做任何事情要想取得成效，没有恒心是不行的。古人云："冰冻三尺，非一日之寒"，说的就是这个道理。因此，锻炼身体要经常而不间断，三天打鱼两天晒网是达不到锻炼目的的。

（3）运动应有张有弛

运动养生并非是要持久不停地运动，而是要有劳有逸，有张有弛，才能达到养生的目的。因此，紧张有力的运动，要与放松、调息等相交替；长时间运动应注意有适当的休息，否则影响运动效率，使运动不协调，精神不振作，甚至于养生健身不利。在健身方面，引发疲劳和痛苦都是不可取的。

（4）运动应动静结合

中老年人运动不能因为强调动而忘了静，要动静兼修，动静适宜。运动时，一切顺乎自然，进行自然调息、调心，神态从容，摒弃杂念，神形兼顾，内外俱练，动于外而静于内，动主形而静主养神。这样，在锻炼过程中内练精神，外练形体，使内外和谐，体现出"由动入静"、"静中有动"、"以静制动"、"动静结合"的整体思想。

（5）运动应因人而异

运动因人而异是运动的基本原则之一。对于中老年人来说，由于肌肉力量减退，神经系统反应变慢，协调能力变差，宜选择动作缓慢柔和、肌肉协调放松、全身能得到活动的运动，像步行、太极拳、慢跑等。而对于身体强壮的人，可选择运动量大的锻炼项目，如长跑、打篮球、爬山等。另外每个人因工作性质不同，所选择的运动项目亦应有别，如售货员、理发员、厨师要长时间站立，易发生下肢静脉曲张，在运动时不宜多跑多跳，应仰卧抬腿；经常伏案工作者，要选择一些扩胸、伸腰、仰头的运动项目，又由于用眼较多，还应开展望远活动。

（6）运动应有规律

专家经过长期的研究证明，只有规律性的有氧活动（如跑步、走路、游泳、骑自行车、登楼梯等）并配合健康的饮食才是真正能够帮助您减肥并保持理想体重的唯一方法。同时，其他的一些研究也显示了规律运动的好处，诸如可延长寿命，控制血压，增强心肺功能，强壮骨骼，增加食欲，帮助睡眠，焕发精神和提高工作效率等。就中老年人而言，每周保持3次运动，加上合理地调控运动的时间、节奏、内容，才可以称得上是规律性的运动；对于要减肥的人而言，需要每周5次的规律运动；而对于工作紧张或是经常出差的中老年人，每周至少有1～2次的规律性运动。为了能够长期地保持规律性的运动，您可以计划一段时期的运动方式和安排，使之有序地进行。一旦规律性的运动成为您的一种基本生活方式，很快地，您将在生理和心理两方面获得很大益处。

3. 运动前准备的"两个内容"

运动锻炼前进行充分的准备活动对于运动锻炼者来说是非常重要的。有些运动爱好者就是由于不重视锻炼前的准备活动而导致各种运动疾病，发生意外不仅影响锻炼效果，而且影响锻炼兴趣，对运动产生畏惧感。因此，每个运动者在每次锻炼前都必须做好相应的准备。

（1）应制订运动处方

所谓运动处方，可以概括为："根据医学检查资料，按其健康、体力以及心血管功能状况，结合生活环境条件和运动爱好等个人特点，用处方的形式规定适当的运动种类、强度时间和频率，并指出运动中的注意事项，以便有计划地进行经常性锻炼，达到健身或治病的目的。"运动处方是由世界卫生组织（WHO）提出并得到国际公认的一种健身规定，是指导人们有目的、有计划地进行科学运动锻炼的重要手段。运动处方一般分为治疗性、预防性和健身健美性三种。其中，治疗性运动处方最好由专业医师或体疗师帮您制订；后两种的主要目的是增强体质、预防疾病、提高健康水平和运动能力，中老年人可以根据自身的体质和健康状况自行设计。

（2）运动前宜热身

锻炼前的热身有利于心血管系统及肌肉关节系统，因而有益于健康。因为有效的热身能使体温上升，通过由低强度渐渐过渡到高强度的过程，身体才会有充足的时间为消耗更多的体力做好充分的准备。热身能帮助防止偶发的非正常心率，有利于渐渐地加快血液流经心脏的速度，以适应较高心率时的需要，因为运动的心脏需要充分的氧气和营养。很多人轻率地认定，做不做热身运动无关紧要，这是错误的。尚未运动开的肌肉很容易扭伤，因为它还没有做好充分的准备以承受突然性的大动作。任何热身动作都可以提高肌肉的适应性，使关节变得灵活易动。中老年人最好的热身办法是轻松慢走一会儿，从适当的速度开始，5~10分钟后再慢慢加速。

4. 中老年人运动的"五个禁忌一个适宜"

运动锻炼具有健身和防治疾病的价值，只要安排恰当，中老年人的许多疾病都可以进行运动调养。对于患有骨和关节损伤及其后遗功能障碍、颈椎病、肩周炎、腰腿痛、高血压病、动脉硬化、冠心病、慢性支气管炎、溃疡病、习惯性便秘、糖尿病、肥胖病、瘫痪、神经衰弱和手术后的患者，运动锻炼是重要的辅助治疗手段。

（1）疾病时的运动禁忌

中老年人生病或感到不舒服的时候不要运动，过多的运动会使病情恶化。如果出现以下症状：发热、咽喉痛、咳嗽、咳痰、排尿疼痛、肌肉和关节疼痛，请暂停运动数天。运动时发生心绞痛或心律不齐，胸痛或胸闷，手臂、脖子或下巴疼痛，头晕或眩晕，心悸，恶心，视力模糊，气促，软弱无力应立即停止运动。任何原因引起的体温升高，心、肺、肝、肾、胃等内脏疾病的急性阶段，有出血倾向的疾病（如肺结核咯血及消化道出血等），急性软组织损伤或骨折未愈合等的患者绝对不能进行运动锻炼。

（2）忌空腹晨练

对于老年人来说，空腹晨练实在是一种潜在的危险。在经过一夜的睡眠之后，腹中已空，不进食就进行1～2小时的锻炼，热量不足，再加上体力的消耗，会使大脑供血不足，哪怕只是短暂的时间也会让人产生不舒服的感觉。最常见的症状就是头晕，严重的会感到心慌、腿软、站立不稳；心脏原本有毛病的老年人会突然摔倒，甚至猝死。老年人的运动项目一般都不剧烈，晨练前少量进食不会有什么麻烦，且多数老年人时间充裕，简单吃一些食物不会耽误太多时间。另外，晨练最好待太阳升起之后开始，这样才是最卫生和最安全的锻炼。对于胃部常有不适的老年人，晨练前适量进食是一种好的保健方法。

（3）忌雾天锻炼

有些中老年人锻炼身体很有毅力，不论什么天气，从不间断。其实，有毅力是好事，但天天坚持也未必正确，比如雾天锻炼就得不偿失。污染物与空气中的水汽相结合的雾气，变得不易扩散与沉降，这使得污染物大部分聚集在人们经常活动的高度。而且，一些有害物质与水汽结合，毒性会变得更大，如二氧化硫变成硫酸或亚硫化物，氯气水解为氯化氢或次氯酸，氟化物水解为氟化氢。因此，雾天空气的污染比平时要严重得多。还有一个原因就是组成雾核的颗粒很容易被人吸入，并容易在人体呼吸道内滞留，而锻炼身体时吸入空气的量比平时多很多，这更加加剧了有害物质对人体的损害程度。总之，雾天锻炼身体，弊大于利。因此，雾天不宜锻炼身体。

（4）冬季晨练不宜早

严寒的冬季，一般来说，太阳出来半个小时后，寒冷才开始缓解。科学研究证实，冬季清晨地面空气中氧的含量是全天最低的时候。太阳出来后，随着绿色植物的光合作用，吸碳吐氧，地面上空气的含氧量方得以逐步增加，才有利于人们的呼吸。清晨地面上的空气污染也最重，如工业排放出来的废气、汽车排放的尾气，还有人和动物排放的二氧化碳等。上述有毒有害气体因受夜间温度的下降而沉降于地的表面，只有待太阳出来，地表温度升高后，才得以升向高空散去。老年人抗寒、抗毒害能力日益下降，冬季晨练"必待日光"，赶迟不赶早。早晨起床后，先喝杯白开水，然后在室内走动走动，活络一下关节、肌肉，为晨练做准备，待太阳升起半小时后再外出晨练；同时，吃点如面包、豆浆、牛奶、饼干之类流质或半流质食物，避免空腹锻炼。动则生阳，静则生阴。冬季里运动宜迟不宜早，但最忌拥衾长卧。应常在阳光下练功，如太极拳、五禽戏等。下午进行一定强度的运动锻炼，不仅可以增强体质，而且可使心身得到调整。下午进行运动锻炼时，运动强度可大一些，老年人可打门球、跑步等。对心血管患者来说，下午运动最安全。医学研究表明，心血管的发病率和心肌劳损的发生率均在上午6时至12时最高，所以，为了避免这一"危险"时辰，运动医学工作者认为，心血管患者的适宜锻炼时间应在下午。

（5）运动忌憋气

老年人多有肺气肿、心肺功能减退，憋气用力时，会因肺泡破裂而发生气胸。憋气也会加重心脏负担，引起胸闷、心悸。憋气时因胸腔的压力增高，回心血量减少引起脑供血不足，易发生头晕目眩甚至昏厥。憋气之后，回心血量骤然增加，血压升高，易发生脑血管意外。因此，像举重、拔河、硬气功、引体向上等这些须憋气的运动项目，老年人不宜进行。

（6）运动适宜的时间

运动锻炼要讲究科学，一些常规的运动习惯不一定科学。比如人们习惯于清晨运动，但早晨冠状动脉张力高，交感神经兴奋性也较高，无痛性心肌缺血、心绞痛、急性心肌梗死发作以及发病猝死也多在早晨6时至中午12时，因此应尽量选择下午或晚上活动为妥。如在清晨健身，运动量应尽量小一些。另外，中国常说的一句古话"饭后百步走，活到九十九"被当做老年人健身格言。其实，饭后百步走并不十分科学，宜慎重行事。从现代医学观点看，不宜提倡老年人饭后百步走，因为吃饭特别是吃饱饭对于有心血管疾病者，是一种负荷，对老年人更是如此。科学研究证明，在餐后60分钟血压由139mmHg下降到129mmHg，而心率上升15次/分钟，中度运动后，有些人出现了体位性低血压，说明餐后运动对心血管系统有明显的负面作用。因此老年人应该避免在餐后特别是饱餐后两个小时内进行运动锻炼。

5. 中老年人运动的"一防与两忌"

人与人之间都有年龄、性别、遗传以及运动基础、运动习惯等一系列因素的差异，因而每一个人的运动能力都不同，所以中老年人运动：一是要因人而异；二是要符合中老年人的生理、解剖特点，否则会造成对人体的伤害。造成的伤害有两种表现形式，一种是当时就会产生的即时运动性损伤如疼痛；另一种是对心脏等部位造成的潜在性伤害。所以，中老年人健身应以安全、健康为原则，在健身过程中了解中老年人运动的宜与忌。

（1）应防运动损伤

中老年人运动不宜做急剧的低头、弯腰、踢腿、大甩臂、跳跃等动作。急剧的低头、弯腰、头颈环绕动作，以及跳跃动作，对身体肥胖、高血压病、动脉硬化、内脏下垂和慢性腰痛者更不适宜。生活中常可见到有的中老年人运动时急剧地低头、弯腰，造成了运动损伤。特别是在毫无准备的情况下，如果完成一个突然的不习惯的动作时，最容易引起肌肉、韧带等软组织的损伤。

（2）忌运动强度过大

为了延缓肌肉的衰老过程，老年人应进行适当的运动锻炼，但运动锻炼时不要进行强度过大的练习，不要做跳跃等震动较大的活动，以防止发生骨折等损伤。在进行力量型运动练习时，切不可进行大负荷运动，这样不仅对发展肌肉力量不利，而且容易造成肌肉损伤。对于中老年人来说，小负荷练习就足以提高运动系统的功能，突然进行任何不习惯的动作或长时间过多地重复任何一种动作，都是不利于健康的。

（3）忌从事竞技运动

中老年人不宜从事竞技运动，因其可造成血管的紧张度增高，血压升高，心肌缺血，以及其他器官的损害。因此，缺乏长年坚持运动锻炼基础的中老年人，最好不要参加竞技运动。特别是某些人的心血管系统早已发生微小的病理变化，只是尚未察觉，当感觉到的时候，心血管的病变就已经具有一定的严重性了，而竞技运动往往可以诱发这类疾病的发生。

6. 运动后恢复的"三个不要"

运动的目的是为了强身健体，运动后的保健是科学运动的重要组成部分。只有掌握并了解运动后的一些保健须知，才能做到科学强身，加快体力恢复。运动后有多种保健方式与方法，对这些方式方法的掌握，是您健康的必要保证。

（1）不要立即坐地休息

有些中老年人习惯于在进行运动锻炼后坐在地上，或是直接躺下来休息，认为这样可以加速疲劳的消除。其实，这样不仅不能尽快地恢复身体功能，而且会对身体产生不良影响。人体在进行运动时，心血管功能活动加强，骨骼肌等外周毛细血管开放，骨骼肌血流量增加，以适应身体功能的需要；而运动时骨骼肌的节律性收缩，又可以对血管产生挤压作用，促进静脉血回流。当人体在停止运动后，如果停下来不动，或是坐下来休息，静脉血管失去了骨骼肌的节律性收缩作用，血液会由于受重力作用滞留在下肢静脉血管中，导致回心血量减少，心输出量下降，造成一时性脑缺血，出现头晕、眼前发黑等一系列症状，严重者会造成休克。因此，对于中老年人运动锻炼者来说，运动锻炼后应做一些整理活动，这样，一方面可以避免头晕等症状的发生，另一方面还可以改善血液循环，尽快消除疲劳，提高锻炼效果。

（2）不要忽视整理活动

1）中老年人在任何形式的运动后都应该做一些放松跑、放松走等形式的下肢运动，促进下肢静脉血的回流，防止运动锻炼后心输出量的过度下降。

2）中老年人可通过"转移性活动"，加速疲劳的消除。所谓转移性活动是指在下肢活动后，进行上肢性整理活动，右臂活动后做左臂的整理活动，通过这种积极性休息使身体功能尽快恢复。大量研究已经证实转移性活动确实可起到加速疲劳消除的作用。

3）中老年人整理活动的量不要过大，否则又会引起新的疲劳。在进行整理活动时，应当有一种心情舒畅、精神愉快的感觉。如果运动锻炼本身的运动量不大，如散步等，就没有必要进行整理活动。

4）中老年人进行较大强度的运动锻炼后，应当进行全身性整理活动。必要时，锻炼者之间可进行相互间的整理活动和放松活动。

（3）不要即刻进食

运动时胃肠道的血管收缩，血流量减少，消化能力下降，这种作用要在运动结束后逐渐恢复。如果在运动后立即进食，由于胃肠的血流减少，蠕动减弱，消化液分泌减少，进入胃内的食物无法及时消化吸收，潴留在胃中容易牵拉胃黏膜造成胃痉挛。所以运动后忌即刻进食。

7.运动过度的多种身体信号

运动过度的精确意思就是迫使身体过度劳累。如果肌肉与关节感到疲劳酸痛，它便无法好好发挥功能。因此持续性的过度，反而会使身体面临更大的受伤风险。时间一久，过度的运动还会削弱免疫系统。过度运动的征兆如下。

运动过度，前胸大汗，如伴有心慌、气短，那就有可能是运动过度，心脏受到影响的信号，应立即停止剧烈运动。头晕心慌，眼前发黑是心、脑供血不良的信号，应立即停止运动，坐下休息，降低头部位置，以保证脑部供血。恶心呕吐是运动过度的先兆，应停止运动。腰酸尿多，尤其是夜尿多，是肾虚的表现，应减少运动量。神疲无力要考虑肝脏受损，中医认为，肝为"罢极之本"。有肝病的人应减少运动量。喘息气粗是肺受损的信号，因为肺主气、司呼吸，肺气受损则气粗，肺气虚则喘息无制。四肢无力是脾受损的信号，因为脾主四肢肌肉，如伴有胃胀不食就更应减少运动量。神情抑郁是肝胆受损的信号，肝胆素虚的人受损则肝气不能条达。失眠多梦是心阴受损的信号，必须减少运动量。遗精带下是肾阴受损的信号，因为肾司二阴，运动过度则可能出现肾虚不固而遗精带下的现象，应调整运动量。

8. 运动的两种方法——动静交替

只静养不动是错误的，只运动不知道好好休息就更不对。正确的养生方法应该是动静相兼，刚柔相济，亦动亦静，缺一不可。东方养生在动养和静养方面都积累了十分丰富的经验，足够我们汲取。偏于动养还是偏于静养，应因人而异。动则生阳，阳虚者应以动养为主，但不可过于剧烈；静则生阴，阴虚者应以静养为主，但也必须配合动养。总的说来，腹围不大、血脂不高、胆固醇不高，没有这方面遗传基因的人，可以静养为主、动养为辅；反之，腹围大、血脂高、胆固醇高，有这方面遗传的人，就应以动养为主、静养为辅。

9. 步行健身可采用 "两种方法"

世界卫生组织（WHO）提出：最好的运动是步行。因为人是直立行走的，人类的生理与解剖结构最适合步行。科学最新研究表明，适当有效的步行可以明显降低血脂，预防动脉粥样硬化，防止冠心病。步行是健身抗衰老的法宝，是唯一能坚持一生的有效锻炼方法，是一种最安全、最柔和的锻炼方式。步行锻炼有利于精神放松，减少焦虑和压抑的情绪，提高身体免疫力；步行锻炼能使人的心血管系统保持良好的功能，比久坐少动肺活量大，有益于预防或减轻肥胖；步行能促进新陈代谢，增加食欲，有利睡眠；步行锻炼还有利于防治关节炎。步行的运动量不大，宜于大多数老年人践行。当然步行还要适度，以不疲劳为度。

（1）变速行走法

按一定速度行走，可促进下肢和腹部肌肉有节律地舒缩。双臂的摆动也有助于增加肺的通气量，使肺功能得到加强。每日步行路程为1000~2000米（根据自己身体状况而定），行走时需变换速度，如先采用中速或快速走30秒至1分钟，后缓步走2分钟，交替进行。行走时要尽量挺直胸部，配合呼吸锻炼，一般走四步一吸气，走六步一呼气。每天可行走1~2次，早晚进行最好，如果早上有雾则不宜进行晨练。

（2）匀速行走法

即每天应坚持行走1500~3000米的路程，行走速度保持均匀而适中，并且不间断地走完全程。可根据体力逐步增加行走路程，每次走完以略感觉疲劳为度。长距离行走主要是训练耐力，有助增强肺活量。此法比较适合于老年体弱者，但需长期坚持（1年或以上）方能取得明显效果。

注意：在行走时如出现明显头昏、眼花、胸痛等不适症状时，要暂停锻炼；呼吸道感染或合并心衰的老人，不宜采用以上方法锻炼。

10. 增进健康要注意慢跑健身宜与忌

慢跑是一项方便灵活的锻炼方法，老幼皆宜，已日益成为人们健身防病的手段之一。跑步能促进代谢，控制体重，而控制体重是保持健康的一条重要要求。因为跑步能促进新陈代谢，消耗大量血糖，减少脂肪存积，故坚持跑步是养生和防治肥胖病的一个有效"药方"。跑步能改善脂质代谢。血清胆固醇脂质过高者，经跑步锻炼后，血脂可下降，从而有助于防治血管硬化。跑步能增强体质，延年益寿。生命在于运动，经常锻炼，身体对外界的适应能力就越强。慢跑应该严格掌握运动量，决定运动量的因素有距离、速度、持续时间、间歇时间、每天练习次数、每周练习天数等。体弱者开始慢跑时可以先从50米开始，然后逐渐增至100米、150米、200米。速度一般为100米/40秒~100米/30秒。跑的次数：短距离慢跑练习可每天1次或隔天1次；年龄稍大的可每隔2~3天跑1次，每次20~30分钟。跑步时脚步最好能配合自己的呼吸，以自然舒畅为宜。跑步时，两臂以前后并稍向外摆动比较舒适，上半身稍向前倾，尽量放松全身肌肉，一般以脚尖先着地为好。

11. 关注练健身球增进健康的定论

健身球是一种简单的运动器械。其操作方法是：将一副铁球置于掌首，用五指拨动，使之依顺时针或逆时针方向旋转。中医认为本项运动能调和气血，舒筋健骨，强壮内脏，健脑益智。因为人体五指之上布有许多穴位，是几条经络的起止点，而经络则是联系人脑神经和五脏六腑的纽带。常练习者，即可通过这些穴位和经络产生不同程度的刺激，以达到疏通经络、调和气血的目的。此外，由于铁球与手掌皮肤的频繁摩擦，也会因静电及热效应的产生，起到增进血液循环、治疗周身多部位疾病的作用。老年人经常坚持练习健身球，对偏瘫后遗症、颈椎病、肩周炎、冠心病、手指功能障碍等疾病，均有较好的防治疗效。

12. 健康甩手的方法和三种姿势

甩手是一种十分简易的锻炼方法，对于中老年人、体弱者特别适宜。它有利于活跃人体生理功能，行气活血，疏通经络，从而增强体质，提高机体抗病能力。甩手的作用有：防病强身，治疗慢性病症，如咳嗽、胃肠慢性病、眩晕、失眠等。

（1）甩手的方法

站立姿势，双腿站直，全身肌肉尽量放松，两肩两臂自然下垂，双脚分开与肩同宽，双肩沉松，掌心向内，眼平视前方。按上述姿势站立，全身松静1~2分钟后，双臂开始前摆（勿向上甩），以拇指不超过脐部为度（即与身体成45°）；返回来，以小指外缘不超过臀部为限或再向后甩。如此来回摆动。

（2）甩手时手的姿势

甩手时手的姿势大致有三种：一是双手向前摆，摆至前臂与躯体成45°角左右收回，收回时不超过躯体的轴线；二是摆回时又向后方甩去，与躯体成45°角；三是两手手心都朝前方，同时向前甩，又同时收回，连续甩动，就像钟摆那样，其速度大约为每一个来回2秒左右，即大约每分钟甩30次。

13. 中年人爬楼梯锻炼的宜与忌

中年人一般工作较忙，难于抽出时间安排锻炼，但中年人上班时可以选择爬楼梯。爬楼梯和爬山相似，这样不但锻炼了身体，而且有助于减肥，确是好办法。有人调查证实，一星期登5000级楼梯者死亡率比不运动者低三分之一。爬楼梯的能量消耗，比静坐多10倍，比散步多3倍，比步行多1.7倍，比打乒乓球多1.3倍，比打网球多1.5倍，比骑自行车多1.5倍。跑2~3次6层楼梯相当于跑800~1500米的运动量。上、下楼还是一种全身运动，运动时下肢肌肉、骨、关节、韧带都能得到较多的锻炼，使肌肉发达，关节灵活，同时使神经系统的反应更灵敏；可使全身血液循环加快，改善心肺功能，促进消化吸收，改善血脂代谢，延缓动脉硬化的发生，并使心脏处于良好的功能状态。

14. 中老年人宜练"退步走"

退步走疗法是以向后退步连续进行为主要动作，治疗疾病和健身的一种方法。因为退步走是人体的一种反向运动，所以它消耗能量比散步和慢跑大，对腰臀、腿部肌肉的锻炼效果明显。人身体的躯干部分是略为向前屈的，倒走则正好相反，这样就使腿、臀、腰得到功能性锻炼。腰部病患者，大多是腰肌、臀肌，特别是外旋肌发生劳损所致。而倒走时，每当足跟提起向后迈步时，由于骨盆倾斜方向和向前走正好相反，这样就可使受伤的肌肉得到充分休息，起到康复和保健作用。需要注意的是，退步走疗法为健身疗法，收效较慢，故患者不能心急，只要长期坚持，必会收获良效。此法可与其他疗法同时进行，如推拿、药疗等，以增强疗效。退步走健身法不可在公路上进行，以免发生事故。在公园或树林锻炼，一定要注意周围的树、石头，以免跌倒或撞伤。

15. 不同人群运动时间的科学选择

中国人自古就有"闻鸡起舞"的习惯，说明中国人喜欢在上午锻炼。按照动则生阳、静则生阴的原理，上午和春夏都属于阳长阴消的阶段，阳主动，动则生阳，所以阳虚的人应该在上午锻炼。上班族可以利用早晨跑步、快走或骑车上班，这样上班、健身两不误，又免除了挤车之苦，何乐而不为呢？相反，傍晚和秋冬属阴长阳消的阶段，阴主静，静则生阴，那么，阴虚的人，当然应选择傍晚静养效果更好。所以，究竟是上午锻炼好还是下午锻炼更好，应该因人而异。当然也应根据工作、环境而定。

16. 腹式呼吸延年养生的方法

人的呼吸形式分为胸式呼吸和腹式呼吸两种。胸式呼吸时，只有肺的上半部肺泡在工作，占全肺五分之四的中下肺叶的肺泡却在"休息"。这样长年累月下去，中下肺叶得不到锻炼，长期废用，易使肺叶老化，弹性减退，呼吸功能差，无法获得充足的氧，满足不了各组织器官对氧的需求，影响机体的新陈代谢，机体抵抗力下降，易患呼吸道疾病，尤其是秋冬季节，老年人偶感风寒易发生肺炎。肺的退行性疾病多侵犯老年人的中下肺叶，这与胸式呼吸长期造成的中下肺叶废用有着密切关系。因此，胸式呼吸不利于肺部的健康。

我国古代医家早就认识到腹式呼吸有祛病延年的奇功，并创造了"吐纳"、"龟息"、"气沉丹田"、"胎息"等健身方法。唐代名医孙思邈对腹式呼吸尤为推崇，他每天于黎明至正午之间行调气之法，仰卧于床上，舒手展脚，两手握大拇指节，距身四五寸，两脚相距四五寸，数数叩齿饮玉浆（唾液）。然后，引气从鼻入腹，吸足为止，久住气闷，乃从口中细细吐出，务使气尽，再从鼻孔细细引气入胸腹。这种腹式深呼吸，吐故纳新，使人神清气爽。明代养生家冷谦在《修龄要旨》中写有养生十六字令："一吸便提，气气归脐；一提便咽，水火相见。"此包含了提肛、咽津、腹式呼吸三种保健练功方法，这也是他祛病健身延年的秘诀。

17. 中老年人傍晚散步益处多多

　　傍晚是运动锻炼的大好时光，特别是对那些清晨和白天工作、学习十分繁忙的人来说尤为重要。傍晚进行适当地运动锻炼，既可以健身强体，又利于机体消化吸收。傍晚运动的主要形式为散步，有的地区中老年人在傍晚集体扭秧歌，确实也是一种好方式。傍晚进行运动锻炼的时间可长可短，但一般不要超过1小时，运动强度也不可过大。强度过大的运动会影响胃肠道的消化吸收。同时，傍晚锻炼结束与睡觉的间隔时间要在1小时以上，否则会影响夜间的休息。

第七章

轻松活过百岁需要关注27个起居定论

1. 起居细节影响中老年人活过百岁

　　起居影响中老年健康活过百岁，科学的起居生活是中老年健康活过百岁之本。起居的内容之广，覆盖了日常生活起居的方方面面。自古以来，我国劳动人民就非常重视起居保健。早在2000多年前，中医的经典医著《黄帝内经》就指出："起居有常，不妄作劳，故能形与神俱，而尽其天年。"反之"以酒为浆，以妄为常……，逆于生乐，起居无节，故半百而衰也。"就是说，在我们的日常生活中，起居有常，生活规律，就能健康活过百岁，颐养天年；如果起居无常，就会多病早衰，只能活到年寿的一半而早亡。这说明起居与健康活过百岁是有密切关系的，起居是保证身体健康不可缺少的重要方面。历代养生家和医学家都十分注意起居的养生，并把它作为调养神气、健身益寿的重要法则。起居虽为生活之细小，但影响中老年人健康活过百岁，主要起居因素有生活规律与劳逸适度。

2. 起居有常决定能否活百岁

　　中医起居保健法，是指通过有规律的起居作息而保健的方法。中医学认为，自然界春夏秋冬一年四季乃至一日之内都存在阴阳盛衰的变化，人生活在自然界中无时无刻不受这种变化的影响，人的起居只有顺应一日之内的自然变化，才能保证无病或少生病。科学安排生活方式，规律和良好的生活方式有利于心身健康。

老年人在作息上必须顺应四时的变化，以适应春生、夏长、秋收、冬藏的规律。在具体作法上，一年之内，春季应早睡晚起，夏季应夜卧早起，秋季应早睡早起，冬季应早卧晚起，以应长寿之道。一天之内，起居亦应顺应自然的变化，中医认为人体阳气以中午为最盛，到傍晚阳气已衰。具体做法为：早晨按时起床，不起得过早，也不起得过晚。从绝大多数长寿老人情况来看，起居都有一定的规律，按时即起，不睡懒觉，各种生活方式都有一定的节奏。从事例来看，新疆的百岁老人大都保持着一种简朴、稳定和有规律的生活方式，他们有着良好的生活习惯，早起早睡，讲卫生，注意劳逸结合，饮食、起居、劳动、休息都保持着一定的节奏。中老年人要想健康活过百岁，最好的办法就是起居有一定的规律，良好生活习惯的养成是一生的财富。

3. 多晒太阳有益于健康活百岁

晒太阳是指利用太阳光照射身体，以补养气血，促进健康的一种保健法。古人说："日为太阳之精，其光壮人阳气。"古代医学家在长期的保健实践中已经直观地感受到了日光具有保健作用。保健家嵇康就提出了"晞以朝阳"的观点，唐代医学家孙思邈也提倡"呼吸太阳"，即多晒太阳的意思。历代重视健康活过百岁的专家更是推崇日光的保健作用。在日光保健的方法上，中医多认为应背对阳光，认为背对阳光能温暖督脉，直补督脉阳气，使人心身和畅。另一方面之所以背对太阳，可能是因为"头为诸阳之会"，不宜直对阳光曝晒，以免阳气过旺，有违阴阳调和的缘故。

中医学十分重视人与自然的关系，特别强调阳光对人体健康的作用，认为常晒太阳能助发人体的阳气。特别是冬天，大自然处于"阴盛阳衰"状态，常晒太阳更能起到壮人阳气、温通经脉的作用。

现代科学研究表明，日光浴能杀死皮肤上的细菌，增加皮肤的弹力、光泽、柔软性和抵抗力，并能刺激机体的造血功能，提高机体的免疫能力，改善体内糖代谢，促进钙、磷代谢和体内维生素D的合成，有效地预防软骨病或佝偻病；还能促进血液循环，增进食欲，增强体质，预防骨质疏松症。红外线也是一种不可见光，它占日光的60%～70%，可透过皮肤到皮下组织，对人体起热刺激作用，从而扩张血管，加快血液流通，促进体内新陈代谢，并有消炎镇痛作用。可见光能调节人的情绪，振奋精神，提高人的生活情趣及工作效率，并可改善人体的各种生理机能。

总之，晒太阳对人体的益处很多，但要注意应在没有风的天气情况下进行；不可过度曝晒，以免紫外线辐射过度引起人体皮肤衰老；不宜在空腹、饱腹和疲劳时进行日光浴，以免引起头晕；严重心脏病、高血压、神经兴奋症患者及对阳光过敏者，尤其是夏天，不要在阳光下晒的太久，以防中暑。春、秋两季日光浴亦不可过量，以防晒伤。

4. 衣着得体有益于健康活百岁

衣着得体是指通过衣着合体和增减衣着以达到保健强身的一种保健方法。衣着不仅用于遮盖形体，是精神文明的需要，更直接的是保护形体，御寒保暖，是维持健康的必需。所以，自古以来，人们都视衣食住行为生活起居之四件大事，甚至将衣着列为四者之首，足见其为保健中不可忽视的紧要之事。如孙思邈说：衣食寝处皆适，能顺时气者，始尽长寿之道。衣着固然要美观、漂亮、大方，但衣毕竟不是人之形体的装饰品，总以宽舒合体，可御寒暑为宜。

所以，无论戴帽、穿鞋和衣着，都要适合自身形体的需要。衣着不可宽大，衣不着身，易中风寒。衣着更不宜过于窄小，紧衣窄裤，往往会妨碍血液运行，影响身体发育。随着人类社会的发展，衣着的作用已不是单纯的原始的遮蔽保护身体，而已成为人们精神生活与物质生活的外在表现。但从保健角度考虑，选择衣着不但要注意衣服的大小、肥瘦、质感、厚薄、款式、面料等，而且要兼顾到生理卫生、劳动保护、作业安全、体育运动等方面的要求。

按照春夏养阳、秋冬养阴的保健原则，春夏之季，衣服要为人体阳气增长而设，其颜色以浅为宜。秋冬之季，衣服要略微紧身好。唐代孙思邈说："春寒莫着绵衣薄，夏热汗多需换着，秋令觉冷渐加添，莫待病久才服药。"说明根据四季气候的变化而增减衣着是衣着保健的主要方法。

5. "四季防病"不可轻视

四季防病是中老年人健康活过百岁的保证，预防疾病是保证健康的重要方法，未病先防，可以将不利因素消除在形成阶段，等到有了疾病再去治疗，对健康就造成了一定的影响，四季防病就是要中老年人根据自己的体质特点和每个季节疾病发作的特点，提前做好保健工作。

1. 春季防病

春天万木回春，百病易发，大多传染性疾病在春季也易发作，如流感、腮腺炎、甲肝、乙肝、麻疹、白喉、流脑等。所以采取一定的措施，譬如提前打一些疫苗，注意个人卫生和加强锻炼等。预防传染性疾病是春季的一项重要工作。春天风大，空气干燥，百花盛开，花粉、花絮、灰尘、煤烟、霉菌等，随风飘荡而布满人们生存的空间。属过敏体质者，吸入致敏物后易发生过敏性哮喘、荨麻疹及枯草热等病。所以应保持环境卫生，避免接触过敏源，对花粉过敏者应该尽量躲避花粉，加强个人防护措施，避免与花粉接触，防止吸入致敏花粉。当患者在户外或人群集中的地方活动时，应带上口罩，也能起到预防传染性疾病的作用。

2. 夏季防病

夏季天气炎热，首先要预防中暑。避暑时，宜在虚堂净空、傍水林荫、空气流通的地方休息，避免烈日下暴晒。夏季细菌繁殖迅速，食物极易发生污染，是急性胃肠疾病、食物中毒的多发季节，夏季是肠道传染病发生和流行的高峰季节，若不加强预防和及时治疗，很容易造成肠道传染病的流行。最容易发生的肠道传染病有霍乱、伤寒、痢疾、甲肝、戊肝、细菌性食物中毒、感染性腹泻等，这些疾病发病急、传播快、传染性强、危害性大，极易引起暴发性流行。这是因为夏季高温潮湿的气候，很适合苍蝇和细菌的繁殖生长；食物容易腐败变质，引起急性中毒；夏季人们喜爱生食瓜果，如洗涤消毒不彻底易患肠道传染病；夏季人们的食欲减退，营养吸收减少，出汗多，水和盐份丢失增高，喜欢开电扇和空调，睡眠容易着凉等造成了机体抵抗力下降。

3. 秋季防病

由于季节的关系，秋天老年人易旧病复发，最常见的是咳喘和腹泻。中医理论认为"肺开窍于鼻"。秋天不少人鼻黏膜对冷空气过敏，秋风一吹，便不断伤风感冒、打喷嚏、流清涕、咽痛、咳嗽。这类患者应从初秋起就开始做预防工作，每天坚持用冷水洗脸、洗鼻，然后按摩鼻部。秋季要防肥胖症的发生，肥胖是各种病的诱因，是高血压、冠心病、脑动脉硬化等"文明病"的基础。

首先，应注意饮食的调节，多吃一些低热量的减肥食品，如赤小豆、萝卜、竹笋、薏米、海带、蘑菇等。其次，在秋季还应注意提高热量的消耗，有计划地增加活动，抓紧时间适当选择一定的体育锻炼。根据我国的气候特点，伏天不但天气炎热，而且潮湿，在这种天气过后的秋天，腹泻患者明显增多。秋季腹泻大多数是病毒污染所致，与一般饮食不洁引起的肠炎不同，预防秋季腹泻主要是防止着凉，尤其是要防止疲劳后着凉，因为疲劳可使身体免疫力下降，病毒容易趁虚而入。

4. 冬季防病

冬季寒冷多变的气候易诱使慢性病复发或加重，如支气管哮喘、慢性气管炎、支气管扩张。寒冷可以诱发心肌梗死、中风的发生，使血压升高，使溃疡病、风湿病、甲亢、青光眼等症状加剧。寒冷能引起中度的迷走神经兴奋，对患哮喘、过敏性疾病、胆绞痛、有脑溢血倾向的患者有不利的影响。因此，冬季要注意防寒保暖，特别是大风降温天气对机体有不良刺激，备好急救药品。同时还应重视耐寒锻炼，增强体质，提高御寒能力，预防呼吸道疾病发生。调查显示，45岁以上死于呼吸病者，其死因与前一周的气温、湿度有关，降温时死亡增加，当气温降至0℃以下并有大雪时，患气管炎死亡者增加3倍之多。

6. 中老年人起居宜注意四时调养

四时摄养，是保健的主要内容之一。古人说："圣人春夏养阳，秋冬养阴，以从其根，……逆其根，则伐其本，坏其真矣。故阴阳四时者，万物之终始也，死生之本也，逆之则灾害生，从之则苛疾不起，是谓得道。"依照中医的观点，保健必须法于天地，调于四时，顺应四时阴阳变化来摄保健命。强调智者保健，必须顺四时而适寒暑，和喜怒而安居处，节阴阳而调刚柔。顺应四时变化是季节保健的中心思想，中医倡导春天养肝，夏天养心，秋天养肺，冬天养肾，安内攘外，顺应自然，随四季的变化规律调养五脏。中医倡导的春季要防风又防寒；夏季要防暑热，又要防因暑贪凉而致感寒；秋季要防燥；冬季要防寒又防风，注意人和自然的协调统一。这些无不是四季保健思想的体现。

1. 春天调养

春天养阳，顺应气候。春季乍暖还寒，气候多变，所以要顺应气候来保暖防寒，不使阳气受遏。"春捂秋冻"就是顺应气候的保健经验。因为春季气候变化无常，忽冷忽热，加上人们穿着冬衣捂了一冬，代谢功能较弱，不能迅速调节体温。如果衣着单薄，稍有疏忽就易感染疾病，危及健康。患有高血压、心脏病的中老年人，更应注意防寒保暖，以预防中风、心肌梗死等病的发生。

2. 夏天调养

三伏盛夏，老人可以晚睡一点，但应早起，活动锻炼，吐故纳新。要坚持午睡，保证睡眠充足。另外，古人指出："夏之一季是脱精之时，此时心旺肾衰，液化为水。"提出"独宿调养"，这就是告诫人们，夏季肾的功能较差，要节制房事以固精益肾。精足神则旺，古人又称为"精补"。居室宜清凉，早晚室内气温低，应将门窗打开，通风换气。中午室外气温高于室内，宜将门窗紧闭，拉好窗帘。阴凉的环境，会使人心静神安。夏季气血趋向身体体表，毛孔开泄，歇息纳风乘凉，不可在室外露宿或坐卧冷石之地，或冷水浸浴，图一时之凉快，以免感受风寒，使汗孔突闭，而生疾病。夏天一般不要在外露宿。电风扇对着人体吹凉，可使人患风寒痹证。

3. 秋天调养

秋季气温由热转凉，且昼热晚凉，应做到中医所说"早卧早起，与鸡俱兴"，早睡以避晚凉，早起以从清爽，吸纳新鲜空气。要敞门开窗，使室内空气流通。仲秋是热与冷交替季节，天地间阳气日退，阴寒渐生。《黄帝内经》说："秋三月，早卧早起，与鸡俱兴，使志安宁，以缓秋刑，使肺气清，此秋气之应，长寿之道也。" 中秋以后，天气变凉，风盲劲急，地气清肃。这时需注意收敛神气，使肺气不受秋燥的损害，从而保持肺的清肃功能。总之，秋季起居有节，能增强心肺功能，对预防秋季呼吸道传染病是十分有益的。"秋冻"是一种积极有效的健身方法。所谓"秋冻"，就是"秋不忙添衣"，有意识地让机体"冻一冻"。注重耐寒锻炼，以增强机体对天气变化的适应能力，这样可避免多穿衣，身热出汗，阴津耗损，阳气外泄，以顺应秋天阴精内蓄、阳气内养的保健需要。另外进入深秋，一场秋雨一场寒，秋风肃杀，天气渐凉，这时还要加强防寒锻炼，使人体的防御机能得到锻炼，从而激发机体逐渐适应寒冷的环境，有利于避免许多疾病的发生，其中最为常见的为呼吸道疾病。总之，秋天接受秋冻锻炼，能提高机体抗病能力，对疾病的发生起到积极的预防作用。秋季，随着天气转冷，机体血液循环变慢，皮肤干燥，易出现细碎的皱纹，尤其是眼睛周围。因此，秋季更要注意皮肤的护理。

4. 冬天调养

冬季气候寒冷，草木凋零，是万物生机潜伏闭藏的季节。此季节也正是人体养藏的最好时刻。人们应当注意保护阳气，养精蓄锐，在起居方面要做到早睡晚起，以待日光，同时，要注意避寒就温，不要让皮肤出汗，导致闭藏的阳气频频耗伤，这就是冬季闭藏保健的方法。

冬之日，万物收藏，阳蛰阴浮，人体内的肾气相对旺盛。但是，老年人稍受寒邪，即会出现外寒壅闭，膈胀喘满，以及因发汗过多出现亡阳的危急症候。所以要注意室内保温，早睡晚起，忌冒霜雪极为重要。

注意不要长期靠炉取暖和热水浸浴，以免汗出过多而伤阳感寒。南方的家庭冬天一般都没有妒火取暖，室温较低，老人们经常到室外晒太阳，所以患骨质疏松症的人就明显比北方的老人少。冬主闭藏，宜敛阳护阴。汗为阴津，汗多会伤阴，大汗则亡阳。冬属阴，以固护阴精为本，宜少泄津液。故冬"去寒就温"预防寒冷侵袭是必要的。但不可过暖，尤忌厚衣重裘，向火醉酒，烘烤肚背，暴暖大汗。

7. 性生活要"一积二惜三固"

在众多的养生方法之中，古人认为养生之法莫如养性，养性之法莫如养精；精充可以化气，气盛可以全神；神全则阴阳平和，脏腑协调，气血畅达，从而保证身体的健康和强壮。所以，精、气、神的保养是最重要的内容，为人体养生之根本。精是构成人体器官的核心物质，也是促进人体生长发育的最根本的物质基础。精，一方面来源于先天，禀受于父母，另一方面在后天不断得到充养。精藏于肾，既可以化生血和气，成为构成人体器官的原始物质和促进器官功能活动的源动力，又不断得到后天的充养，也就是人体自具有从外界摄取食物的能力之后，通过从自然界获得营养，并在体内化生气血，进而营养脏腑、筋骨等器官，还可转化为精，贮之于肾。所以，保养精之首要积精、惜精和固精。下面就养精之法加以介绍。

（1）积精

积，就是积累；积精就是运用各种养生方法，使肾精不断得到充养，保持肾精的充盛。人体先天禀受父母之精是有限的和既定的，不同的人还有禀受厚薄之差别，在生长发育和日常活动中还要不断消耗，所以后天的补充极为重要。自然界提供的各种动、植物食物是后天获得营养的最广泛、最基本的物质。各种植物的果实、花叶、根茎，动物的肌肉、骨骼和内脏等，都是各物种利用自然条件化生的，都是天地阴阳之气的产物，其中所包含的营养物质可以为人所用，成为化生自身气血的物质原料。但就积精而言，古人有一句养生名言："药补不如食补，食补不如气补"的说法，确切的说，当病入膏肓时（形容疾病的严重程度）、药食所不及时，只有在积精精足的情况下运（气化）化周身、开关展窍，方能祛病邪于体外，还我健康。

（2）惜精

惜，就是珍惜。惜精就是珍惜肾精，不过分消耗，以保持肾精的充盛。惜精最主要的就是要节制性生活，不早婚，不早育。

性生活是男女交媾、阴阳合和的行为，乃人伦之常，又具有调和阴阳、协调脏腑气血的作用，因此适当的性生活不仅无损于身体，而且有益身心健康。但由于性生活是男女两性之精血的交融，是要消耗精血的，过于频繁的性生活会导致精血亏虚，因而应适当加以节制。恣情纵欲，贪图一时之欢而耗竭肾精，可导致阴阳亏耗，气血衰弱。

未成年男女精血未充，气血未定之时，尤应注意惜精不用，积精保精，以保障正常的生长发育和身心健康。过早地发生性行为和过早生育，都会消耗尚未充盛的肾精（肝血），有损于脏腑气血和身体健康，因而应当避免。

青少年时期，生殖系统较快发育，肾精、肝血不断成长，发生遗精和月经来潮是正常的生理反应；同时这一时期青少年性心理也开始活动，对异性产生兴趣和好奇，甚至出现性幻想，发生手淫的现象是较为普遍的，偶然发生的手淫并无大害，但过于频繁的手淫就会损耗肾精，影响健康；各种不良出版物、影视录像，对不具有鉴别能力的青少年影响极大，会扰动心神，使心火亢盛，下扰精室，引起频繁遗精，甚至滑精，同样有损肾精。所以这些也都应加以避免。

（3）固精

固，就是巩固、固涩、固守，防止流失的意思。肾主藏精，固精就是运用各种养生方法加强肾的封藏能力，防止肾精的流失。

肾精的流失可表现为男子的遗精、滑精，女子的白带过多、月经量多或淋沥不止、乳汁自溢，以及尿血、尿蛋白等超出生理范围的现象，这些都可视为由于种种原因引起肾的封藏能力下降，造成肾精流失，最终导致身体的衰弱和寿命的缩短。生理范围内的男子遗精、射精，女子的月经、白带和分泌乳汁都是人体器官的正常功能，是不会影响身体健康的；相反在正常生理期内没有上述现象则常常是疾病的表现。

肾精流失的原因通常有两种：一是体质虚弱，肾不藏精；二是阴阳失调，神气不宁，扰动阴精而使之流失。所以固精就要通过各方面的调养增强体质、调和阴阳、安定神气。如适当的运动和劳动（练习绿色疗法中的动态调正法），防止思虑过多、情志过极，饮食应注意营养丰富，避免辛辣刺激及肥甘厚味，等等。

适当的运动和劳动可促进气血流通，调和脏腑，平衡阴阳，增强肾的封藏能力；思虑过度，情志过极，可损耗气血，影响气血运行，导致心火旺盛，心神不宁，从而影响肾的封藏功能。饮食富有营养而不滋腻，可补益五脏，补养气血，从而增强肾脏的封藏功能；而肥甘滋腻的食物则易生湿蕴热，扰动精室，阻滞气机，清阳不升，使精微下注而流失，或进食辛辣刺激也会生热化火，使心神不宁，精关不固。过于频繁的性生活或手淫等，会伤及肾气，使其封藏功能下降，也应加以避免。

8. 快速入睡要知晓"三种方法"

失眠对中老年人来说，是一种常见症状。老年人失眠除了与个体因素、环境因素、疾病和药物影响有关外，还与心理因素有关。调整失眠的方法有许多种，但以下几种方法对于中老年人睡眠有十分重要的意义。

（1）清静安眠法

现实生活中常有许多矛盾不能解决，使人烦恼苦闷，有时一个很小的问题也会让人在脑海里掀起巨大波澜，日思夜虑，以致失眠。如果睡前心情不静，欲望不止，这类失眠的人往往服用安眠药也没有用，一定要从思想的苦恼中解脱出来。

人生总有许多不如意的事情，尽管如此，也应愉快生活，解除紧张心理。否则只能是辗转反侧，不能入眠。没有失眠的人，不了解失眠的痛苦，所以要防止失眠首要的是睡前要清心寡欲，保持心身安静。"先睡心，后睡眼"。心静神安方能入睡。在睡前半小时最好不要思考问题，做一些松弛大脑紧张的活动，如散步、听轻音乐和戏曲，这些都有利于加快入睡。

（2）劳形安眠法

中老年人睡前进行散步、床上八段锦等体育锻炼，白天增加适当的体力活动，促使形体劳累，有助于睡眠。但睡前不可剧烈运动，剧烈活动可以使人大脑兴奋，不利睡眠，正如古人所说："行则身劳，劳则思息。"劳形安眠法对于有失眠症的中老年人有好的效果，体力劳动是解除失眠的方法之一。医学专家曾对失眠者的职业进行调查，发现体力劳动者失眠的人较少，脑力劳动者失眠的人较多，说明劳形安眠是重要的安眠法之一，有失眠症的中老年人不妨多参加一些体力劳动。

（3）饮食安眠法

有失眠症的中老年人可适当选用一些有利于睡眠的药膳、药粥等，睡前可饮用一袋牛奶，以改善睡眠。但切忌睡前饮食过饱，睡前亦不可饮用茶、酒、咖啡等刺激性饮料。

1）龙眼冰糖茶：龙眼肉25克，冰糖10克。把龙眼肉洗净，同冰糖放入茶杯中，沸水，加盖焖一会儿，即可饮用。每日1剂，随冲随饮，随饮随添开水，最后吃龙眼肉。此茶有补益心脾、安神益智之功用。可治思虑过度、精神不振、失眠多梦、心悸健忘。

2）远志枣仁粥：远志15克，炒酸枣仁10克，粳米75克。粳米淘洗干净，放入适量清水锅中，加入洗净的远志、酸枣仁，用大火烧开后小火煮成粥，可作夜餐食用。此粥有宁心安神、健脑益智之功效，可治老年人血虚所致的惊悸、失眠、健忘等症。

9. 中老年人起居睡眠宜忌

中医起居保健法之一，它是指通过睡眠以消除疲劳，调节阴阳，恢复精神的一种保健方法。人的三分之一时间是在睡眠中度过的，充足良好的睡眠是保证心身健康的重要因素。人的身体周而复始的循环着能量获得和能量释放，白天人处于活动状态，主要是能量的释放，夜晚人处于睡眠状态，主要是能量的获得，所以人们常说："睡眠是一种生理需要"。睡眠是大脑运动的休整期，是身体能量的聚积期，合理的睡眠是健康身体的一个保证。老年人睡眠时间存在着明显个体差异。但总以醒来全身舒适、疲劳消除、精力恢复为准，并根据季节进行有规律的调节：春夏迟睡早起，秋时早睡早起，冬日早睡迟起，并以坐卧假寐、午睡、闭目养神等弥补有效睡眠时间的不足。睡眠保健法的关键是防止失眠，促使人安然入睡。

（1）睡眠姿势的选择

古人对睡眠的要求是卧如弓，即右侧卧势。这样的睡眠姿势，不压迫心脏部位，有利于心肺功能活动和肠胃的机械消化。对于睡眠的方向，春夏头宜向东，秋冬头宜向西。对于睡眠的时间，成人每天不低于8小时，除应强调夜间睡眠外，还应坚持午睡。足够的睡眠时间和睡眠质量是睡眠保健的目的。

（2）睡眠的日常禁忌

睡眠切忌蒙头，俗语说，睡觉不蒙首，活到九十九。蒙头大睡，易使人呼吸困难，吸入不洁之浊气，有损健康。睡眠不可张口，不可对灯，睡眠对灯则使人心神不安，不易入睡。卧处不可当风，以免风邪侵袭。床被不可过厚、过热，否则易上火伤神，睡眠不可言语，以宁神静气。总之，睡眠最忌心神不定，意念不断。

（3）睡眠环境的选择

人的一生中有三分之一时间是在睡眠中度过的。因此，怎样营造一个有利于睡眠的居室环境十分重要。卧室朝南或朝西南方向有利于睡眠。睡眠中的大脑仍需大量氧气，而朝南或西南方向阳光充足，空气流通，晚上自然有着很好的舒适感。睡眠的空间宜小不宜大。在不影响使用的情况下，睡眠空间越小越使人感到亲切与安全，这是由于人们普遍存在着私密性心理的关系。床铺的宽度，单人床以70厘米以上为好。宽度过窄，不易使人入睡，这是由于人在睡眠中，大脑仍存在着警戒点，活动频繁，唯恐翻身时跌下床来。睡床以一边床头靠墙，两侧留出通道为好。这不仅有利于下床、上床，且使人有着宽敞感，显得空气流通些。被褥要柔软、轻松、保暖、干燥与清洁；睡衣宜宽大，床单枕套、蚊帐等要常洗晒。保持卧室、卧具的清洁，床下不堆积杂物，以免藏污纳垢，招致蚊虫鼠蚤的繁殖与滋生，干扰睡眠。

10. 午睡不要超过"三十分钟"

午睡有利于人的身体健康，睡眠专家发现人类的身体倾向两段式睡眠，一次在晚上，中心体温和清醒程度会同时下降；另一次发生在下午，只是程度较轻微。不管晚上睡眠是否足够，一天之中想小睡片刻，是人类正常的生理需求。如果前一晚睡眠不足，那么就应该用午睡补足。当然，睡午觉也有个体差异，不是每一个人都有强烈的午睡倾向。如果你的生理反应倾向小憩片刻，那么就让自己休息一下，而不要一味地压抑自己的困意，以致下午昏沉几个小时。健康的午睡不应该超过30分钟，否则就容易打乱生物钟，影响晚上的正常睡眠。午睡要养成每天定时定量的习惯。午睡最好的时间是在早上睡醒之后的8小时，以及晚上睡觉前的8小时，也就是一天活动时间的中点。午睡的习惯要持之以恒，这种午睡对健康是很有帮助的。

11. 午餐后最好"半小时"再睡眠

有的人为了争取睡眠时间，饱餐后立即倒头就睡，实不可取。

吃的过饱，增加胃肠道负担，容易导致消化不良，影响睡眠。现代研究认为，生理情况下，进食之后，肠、胃等消化器官便开始工作，要消化食物，需要分泌大量的消化液（如酶、胃酸及黏液蛋白等），这时就需要更多的血液供应才可满足需要；而其他器官的供血相对减少，大脑也会出现暂时性的缺血，人就容易表现出嗜睡爱困，尤其在饱食的情况下更为明显。经过一段时间（约半小时左右）后，机体才会恢复原状，这种瞌睡感便逐渐消失。如果晚餐吃饱即上床入睡，使大脑处于抑制状态，对其他的器官抑制性加强，使胃肠道蠕动变慢，消化液分泌不足，消化功能减弱，影响食物的正常消化吸收，久而久之，就会产生饮食积滞之病。饱食而卧，胃中胀满不适，因而干扰正常的睡眠。

12. 中老年人睡醒后起床的"两个注意"

中老年人从睡眠中醒后，机体由抑制状态转入了兴奋状态，但从抑制到兴奋的转变，也需要一个过程。如果一觉醒来立即着衣起床，易于出现头晕、眼花等不适，对于中老年人来讲还易于发生意外。这也是我们强调醒后宜伸懒腰的原因所在。清晨也是高血压病患者脑中风的多发时刻，而最危险的时刻是刚醒来的一刹那。因此，早晨醒来的第一件事不是仓促穿衣，而是仰卧5～10分钟，进行心前区和头部的按摩，做深呼吸、打哈欠、伸懒腰、活动四肢，然后慢慢坐起，再缓缓下床。

与上述情形相反的是中年人醒后恋床不起的人颇多，尤其是在节假公休，总觉得早早的起床也没有事干，不如干脆懒在被窝里。

凡有过恋床不起的人大多数都有这样的感受，睡眠和卧床的时间多了，反而觉得四肢发沉、精神萎靡，倒不如每天早早起床忙于工作或学习时精力充沛。这是由于睡懒觉不利于人体阳气宣发的缘故。因此，早上醒来后不宜恋床不起。

13. "十五种"睡眠习惯要不得

充分合理的睡眠，对于老年人的身体健康来讲，显得十分重要。所谓合理的睡眠，是指除了睡眠时间要适当之外，在睡眠的准备、姿势和习惯等方面也要有一些讲究，综合起来有以下几方面。

（1）睡"回笼觉"

晨练以后，洗脸、刷牙、吃早点、听广播，是最好的休息方式。若晨练以后回到家又睡觉，既影响晨练效果，也不利于保健。睡回笼觉，对心肺功能恢复不利，因为晨练以后心跳加速，精神亢奋，很难入睡。而且，肌肉因晨练而产生的代谢物如乳酸等不易清除，反而使人感到精神恍惚，四肢松弛无力。

（2）嗜睡

有的老年人睡眠时间超过10个小时，其实，老人睡得多并不一定是好事。嗜睡的根源与老人的血管硬化有关，睡眠很多的老人比睡眠少的同龄人，心脏病突发率高出一倍，脑卒中更多，达4倍。人在睡眠状态下，心率较慢，血液流动速度减缓，容易出现血栓。

（3）预支睡眠

有的老年人痴迷麻将，甚至通宵达旦地玩。尽管第二天他们再补觉，但由于生物钟紊乱引起的不良后果是无法避免的，白天困倦、精力难以集中，晚上失眠，无法入睡。

（4）睡前饮茶

茶中的咖啡碱能刺激中枢神经系统，引起兴奋，睡前饮过浓的茶会因之而难以入睡。饮用过多的茶也会使夜间尿频，影响睡眠。

（5）睡前过度娱乐

睡前如果进行过度娱乐活动，尤其是长时间紧张刺激的活动，会使人的神经持续兴奋，使人难以入睡。

（6）睡觉时张口

孙思邈说："夜卧常习闭口"，这是保持元气的最好方法。张口而睡，容易遭受空气中病毒和细菌的侵袭，不仅使病从口入，而且也容易使肺部和胃部受到冷空气和灰尘的刺激，从而引起疾病。

（7）睡眠时吹风

睡眠时千万不要让从门窗进来的风吹到头上、身上。因为人睡熟后，身体对外界环境的适应能力有所降低，如果当风而睡，时间长了，冷空气就会从人皮肤上的毛细孔侵入，轻者引起感冒，重者口眼歪斜。

（8）临睡前进食

人进入睡眠状态后，机体中有些部分的活动节奏便开始放慢，进入休息状态。如果临睡前吃东西，则胃、肠、肝、脾等器官就又要忙碌起来，这不仅加重了它们的负担，也使其他器官得不到充分休息。大脑皮层主管消化系统的功能区也会被兴奋，在入睡后常产生噩梦。如果赶上晚饭吃得太早，睡觉前已经感到饥饿的话，可少吃一些点心或水果（如香蕉、苹果等），但吃完之后，至少要休息半小时之后才能睡觉。

（9）睡前用脑

如果有在晚上工作和学习的习惯，要先做比较费脑筋的事，后做比较轻松的事，以便放松脑子，容易入睡。否则，如果大脑处于兴奋状态的话，即使躺在床上，也难以入睡，时间长了，还容易形成失眠症。

（10）睡前激动

人的喜怒哀乐都容易引起神经中枢的兴奋或紊乱，使人难以入睡，甚至造成失眠。因此，睡前要尽量避免大喜大怒或忧思恼怒，要使情绪平稳为好。如果你由于精神紧张或情绪兴奋难以入睡，请取仰卧姿势，双手放在脐下，舌舐下腭，全身放松，口中生津时，不断将津液咽下，几分钟后你便可以进入梦乡了。

（11）睡前说话

俗话说："食不言，觉不语。"因为人在说话时容易使脑子产生兴奋，思想活跃，从而影响睡眠。因此，老年人在睡前不宜过多讲话。

（12）仰面而睡

睡觉的姿势，以向右侧身而卧为最好，这样全身骨骼、肌肉都处于自然放松状态，容易入睡，也容易消除疲劳。仰卧则会使全身骨骼、肌肉处于紧张状态，既不利于消除疲劳，又容易造成因手搭胸部影响呼吸而做噩梦，从而影响睡眠质量。

（13）蒙头而睡

老年人怕冷，尤其是冬季到来之后，总喜欢蒙头而睡。这样，会大量吸入自己呼出的二氧化碳，缺乏必要的氧气，对身体健康极为不利。

（14）对灯而睡

人睡着时，眼睛虽然闭着，但仍能感到光亮。如果对灯而睡，灯光会扰乱人体内的自然平衡，致使人的体温、心跳、血压变得不协调，从而使人感到心神不安，难以入睡，既使睡着，也容易惊醒。

（15）对炉而睡

这样做，人体过热，容易引起疮疖等病症。夜间起来大小便时，还容易着凉和引起感冒。值得一提的是，如使用蜂窝煤炉取暖，应注意通风，以免煤气中毒。

14. 按摩健身长寿的五种方法

按摩是指医者运用按摩手法，在人体的适当部位进行操作所产生的刺激信息通过反射方式对人体的神经体液调整功能施以影响，从而达到消除疲劳，调节体内信息，增强体质，健美防衰，延年益寿的目的。保健按摩施术手法很多，如常用的表面按摩法、揉捏头颈法、棉布摩擦法、背腰部拍打法、四肢抽抖法等，动作轻柔，运用灵活，便于操作，使用范围甚广，不论男女老幼、体质强弱、有无病症，均可采用不同的施术手法进行保健按摩。

（1）乳腺摩擦

用左、右手分别在乳腺摩擦36次为一回，共十回。乳腺与生殖系统关系密切，如平时能经常摩擦则能延缓肌肤衰老。

（2）肾区摩擦

先将双手摩擦发热，然后再用双手摩擦左、右肾区（腰区凹陷处）36次。经常摩擦能清除腰痛，延缓衰老。

（3）睾丸摩擦

用手轻扶阴囊，轻轻摩擦睾丸，双手交替，左、右各行81次。经常进行此法，可调整性腺功能，延缓衰老。

（4）甲状腺摩擦

先将双手摩擦生热，然后用右手摩擦喉部左侧腺体，用左手摩擦右侧的腺体，左、右各36次。经常摩擦甲状腺，不仅能促进身体健康，而且还能使毛发、指甲、皮肤光泽，增强活力。

（5）耳宜常鸣

以双手覆盖双耳，手指置于脑后高骨处，食指向上弹打36次。经常进行此法，可以增强记忆力，使感觉敏锐，提高智能，延缓衰老。

15. 足底按摩的宜忌

足部承担身体全部重量，与全身脏腑经络关系密切，故有人称足是人类的"第二心脏"。有人观察到足与人整体的关系类似于胎儿平卧在足掌面。头部向着足跟，臀部朝着足趾，脏腑分布在跖面中部。根据以上原理和规律，刺激足穴可以调整人体全身功能，治疗脏腑病变。人体解剖学也表明，脚上的血管和神经比其他一些部位多，无数的神经末梢与头、手、身体内部各组织器官有着特殊的联系。所以，重视足部按摩就能治疗许多疾病。

（1）宜用卵石摩脚

运用卵石摩脚来刺激其皮肤神经末梢感受器，通过中枢神经起到调节内脏器官的作用，达到促进血液循环，加速新陈代谢，预防和治疗疾病的目的。脚踩鹅卵石对Ⅰ、Ⅱ期高血压病患者有益，患者可赤脚在凹凸不平的鹅卵石小径踩踏或小步跑；亦可用布袋装上小半袋鹅卵石平放在地上，赤脚在上面来回不停地踩踏，或者用挑选过的鹅卵石，固定在0.5平方米的湿水泥上，制成鹅卵石水泥板，赤脚在上面有节奏地踩踏。踩踏鹅卵石的时间安排在早晚进行，每次15分钟左右。

（2）踩卵石路忌过久

张大妈院前有条鹅卵石铺就的小路，大家都喜欢脱去鞋子，光着脚在路面上来回行走，以通过刺激足底穴位通经活络。张大妈也想缓解自己的膝关节疼痛，就每天早晚都走上半小时。结果几个月下来，膝关节疼痛减轻，但张大妈认为运动量还不够，又特地多走了半个小时，结果到了第二天膝关节又肿又痛，不得不去看医生。医生告诫张大妈说：老年人一般都有不同程度的骨关节退行性病变和骨质疏松，如果在高低不平的卵石路上走得时间太久，反而会加剧磨损，造成膝关节肿胀和疼痛，造成这种问题的原因正是因为赤脚走卵石路时间过长所致。因此中老年人走卵石路健身的时间应是早晚各15分钟左右为宜。

16. 常按摩"六个穴位"可活过百岁

腧穴是经络之气散发输注的反应，经气功能变化的部位，腧穴一般都归属于某一条经脉，而某一条经脉又都隶属于某一脏腑，这样脏腑、经络、腧穴三者之间就存在着密切的联系。因此，当脏腑的机能发生异常时，可通过经络在有关腧穴上出现一些异常现象（反应电）。在治疗上，又可将其作为针灸按摩的治疗点，就是我们通常所说的穴位，掌握以下穴位对于提高保健水平有极为重要的作用。

（1）足三里

足三里穴位于膝关节髌骨下，髌骨韧带外侧凹陷中，即外膝眼直下四横指处。古今大量的针灸临床实践都证实，足三里是一个能防治多种疾病、强身健体的重要穴位，它具有调理脾胃、补中益气、通经活络、疏风化湿、扶正祛邪之功能。针灸学家也十分推崇"足三里穴"的养生保健和临床治疗作用，认为足三里不仅具有延年益寿的作用，还能够治疗腹痛、腹胀、食欲不振、痛经、痹证、耳鸣等多种疾病。现代医学研究也证实，艾灸刺激足三里穴，可使胃肠蠕动有力而规律，并能提高多种消化酶的活力，增进食欲，帮助消化。艾灸足三里穴能治疗消化系统的常见病，如胃十二指肠溃疡、急性胃炎、胃下垂等，其解除急性胃痛的效果尤其明显。

（2）关元

中医认为关元为一身之元气所在，为男性藏精、女性蓄血之处。艾灸关元对于慢性胃炎、泌尿生殖系统疾病，如前列腺炎、慢性子宫病、夜尿、遗精、早泄、阳痿、性功能减退、缩阳症、月经不调、痛经、盆腔炎、赤白带、功能性子宫出血、不孕症、子宫下垂、女性阴冷等症有较为明显的治疗与保健作用；对于全身性疾病以及其他系统疾病，如慢性腹痛、腹胀、少气乏力、精神不振、中老年亚健康状态都有一定的治疗作用。关元穴位于腹部之正中线上脐下三寸。使患者仰卧，由脐中至耻骨联合上缘折用五寸，在脐下三寸处取穴。用于保健灸时最好让医师给患者做好标记，以便患者施灸或家人施灸万无一失。

（3）三阴交

三阴交在内踝尖直上约三寸处，胫骨后缘。从内踝至阴陵泉折作十三寸，当内踝正中直上三寸之处取穴，或以本人食、中、无名、小指四指并拢放于内踝尖上的指上缘处便是。施灸者最好咨询医师，让其做好标记，以便施灸准确。三阴交穴主治肝、脾、肾三个脏的疾病。此穴属脾经，有健脾和胃化湿、疏肝益肾、调经血、主生殖之功效。临床用于保健灸，治疗泌尿、生殖及消化系统疾病。对于小便不利、膀胱炎、急慢性肾炎、阳痿、遗精、月经不调、痛经、带下、经闭、功能性子宫出血、不孕症、子宫收缩无力等症效果明显。灸三阴交对消化系统、神经系统、心血管系统以及其他系统的多种疾病都有明显的治疗作用，经常施灸对中老年人有强壮保健的作用。

（4）中脘

本穴为治疗消化系统病症常用穴，位于肚脐直上四寸，即剑突与肚脐之中点。其具有健脾益气、消食和胃的功效，主治胃痛、腹胀、肠鸣、反胃、吞酸、呕吐、泄泻、痢疾、黄疸、饮食不化、失眠。现多用于胃炎、胃溃疡、胃下垂、胃痉挛、胃扩张、子宫脱垂等病症的治疗。当然，中脘穴也可用发泡灸法（灸疗的另外一种方法）。该方法是用大蒜10克捣烂，油纱布2～4层包裹，敷在中脘穴上，待局部皮肤发红、起泡，有灼热感时去掉（一般保持2小时），洗皮肤上的蒜汁，每日一次。此法适用于各种原因引起的腹胀。

（5）命门

命门穴为人体的长寿大穴，位于后背两肾之间，第二腰椎棘突下，与肚脐相平对的区域。命门的功能包括肾阴和肾阳两个方面的作用。中医学认为，命门之火就是人体阳气。从临床看，命门火衰的病与肾阳不足证多属一致。补命门的药物多具有补肾阳的作用。经常艾灸命门穴可强肾固本，温肾壮阳，强腰膝，固肾气，延缓人体衰老，可以疏通督脉上的气滞点，加强与任脉的联系，促进真气在任、督二脉上的运行，并能治疗阳痿、遗精、脊柱强直、腰痛、肾寒阳衰、行走无力、四肢困乏、腿部浮肿、耳部疾病等症。

（6）肾俞

肾俞位于第二、三腰椎棘突之间，旁开一寸五分。简便取穴法，使患者正坐直腰，由医者两手中指按其脐心，左右平行移向背后，两指会合之处为命门穴（此穴正对脐中），由此旁开取之。但此法对于胖人腹壁下垂者不甚准确。最好的办法是让医师在患者身上做好标记，以便患者家人施灸。

肾俞为肾气输注于背部的背俞穴。肾为先天之本，受五脏六腑之精而藏之，为人身精气出入之源泉，又主宰一身之元气。肾与膀胱、生殖系统、神经系统、消化系统、呼吸系统均有关系。如果肾气足，则人体精力充沛，强劲有力，生殖力强，脑功能也精巧灵敏，消化旺盛。肾俞在腰间，是十二脏腑背俞穴之一，属足太阳膀胱经，有调理肾气、强健脑脊、聪耳明目、健身强体、壮元阳之功效。

艾灸或按摩肾俞对于性功能减退、遗精、阳痿、月经不调、盆腔炎、不孕症、腰痛、腰肌劳损、身体虚弱、面色痿黄、四肢不温、慢性腹泻、耳鸣、耳聋等症有明显的治疗作用。

17. 中老年人头面按摩宜忌

中医认为："头为诸阳之会。"人体十二经脉和奇经八脉都聚会于头部，而且头部有几十个穴位。正确的按摩和日常养成一些手势可以起到意想不到的健身作用。

（1）宜常推发

中老年人推发的方法为：两手虎口相对分开放在耳上发际，食指在前，拇指在后，由耳上发际推向头顶，两虎口在头顶上会合时把发上提，反复推发10次，操作时稍用力。两掌自前额像梳头样向脑顶部按摩，至后颈时两掌手指交叉，以掌根挤压后颈，有降压的作用；也可以两手食指自印堂穴向上延眉梢左右向外按摩至两侧太阳穴，并揉摩拍击印堂、太阳穴各十几次，再按摩风池等穴各十几次，治头晕、头胀、头痛。

（2）叩击头穴

中老年人叩击头穴的方法为：双手五指分开成半屈状，用指端由前发际向后叩击，反复叩击12次，叩时要用力均匀并稍用力。也可用手指击百会，方法为：用右手（左手也可）五指并拢，用掌指击百会穴36次。击时手掌动作要半起半落，力量尽可能均匀。

（3）鼻部按摩

鼻部的按摩能改善呼吸系统的功能，促进血液循环，达到通畅鼻道，增强五官功能，清醒头脑的目的。因为鼻不仅是重要的呼吸器官，而且还与口、眼、耳相通，所以古人认为只有鼻道畅通，才能进一步达到"七窍通"。一窍不通，六窍受害，因此鼻部保健不可忽视。具体方法为：两手握拳，用大拇指第二关节骨自印堂穴的两侧向下按摩至迎香穴，并以拇指骨节轻轻按摩迎香穴，左、右各12次。按摩鼻部可治慢性鼻炎、鼻塞，预防鼻部痤疮。

（4）鼻道按摩

通畅鼻道的方法为：深深地吸一口气，然后用大拇指和食指提捏住鼻腔，逐渐用力向外出气，这时会感到不能呼出的气被压向两耳和两眼，待感到气达内耳后，突然放开手指，正常呼吸两三次后，再做下一次，共做3次即可。再做相反的呼吸训练，先将体内残气呼净，再用手指捏住鼻腔，不呼不吸，再将手指突然松开，深深地吸一口气，反复做3次。做以上训练时，一定要注意两点：第一，不要做得过分，憋得面红耳赤；第二，在两次中间的间隔时间里，做两三次正常呼吸，以防止体内缺氧。

（5）耳部按摩

摩耳是一种防止听力衰退和兼具养生保健功效的自我按摩方法。耳朵不仅是人体听觉器官的一个组成部分，而且与五脏六腑、十二经脉有着千丝万缕的联系。通过按摩耳部有关部位，可以产生健脑聪耳、调整脏腑功能等的作用，起到防治疾病的效果。耳部按摩还可以起到清醒头脑、增强记忆、强化听力、消除疲劳的作用。需要注意的是，按摩耳部要长年坚持才能渐显功效。耳部患有急性炎症时应暂停按摩。按摩时指甲要平整光滑。按摩的方法如下。

1）摩耳郭：用两手分别按摩左、右耳郭，反复摩擦1分钟。

2）捏耳垂：用拇指、食指捏持耳垂，反复揉搓，并同时向下牵拉，以带动整个耳郭向下延伸，牵拉的力量以不使耳根及耳郭疼痛为度。

3）钻耳眼：两手食指分别轻插进两侧耳孔，来回转动十几次，突然猛力拔出，重复10~20次。

4）揉捏耳朵：两手食指分置耳内，拇指置于耳背，揉捏整个耳朵30次。

5）揪耳：每天早晨起床后，右手绕过头顶，向上拉左耳14次；然后左手绕过头顶，向上拉右耳14次。有空时一天可揪耳多次。经常揪耳朵或按摩耳朵，能够刺激全身的穴位，使得头脑清醒，心胸舒畅，有强体祛病之功效。

18. "拉耳净三窍"健康活到老

每天清晨睡醒后，不忙起床，静卧5分钟后，坐起后先叩齿（上下牙相互叩齿），两腮做漱口状，使唾液满口，然后咽下；同时鼻吸气后闭气一刻，右手从头上牵拉左耳十二次，左手从头上牵拉右耳十二次。"耳为宗脉之所聚"，十二经脉皆通于耳，所以人体某一脏腑和部位发生病变时，可通过经络反映到耳郭相应点上。当然，耳聪延年不是仅依靠几个简单的动作，而重要的是机体的调理。当然拉耳之后，最好配以下面的保健方法，此法被称为清晨净三窍。

（1）一净气窍

拉耳之后，伸3次懒腰，使关节充分舒展活动，同时大打哈欠3~5次，随即起床到僻静宽敞处，伸臂跷足连续进行10次深呼吸运动，尔后，哈哈大笑一次。（总共用4分钟左右）

（2）二净神窍

立定，两眼平视，先向东远眺；然后，半闭目低头，转身再向南远眺；再进行半闭目低头，转过身向西远眺；最后，半闭目低头

再转向北远眺。（总共用4分钟左右）

（3）三净浊窍

尽可能做到每日清晨大便一次，养成习惯。大便时，最好回忆前些天最高兴、最愉快的事情，或想未来最美好的事情，有助于排便。

坚持净三窍的好处在于：活动了关节，排出了废气，增强了肺活量，锻炼和保护了视力，改善了中枢神经系统功能，利于延年益寿。

19.“六水”养生，科学掌握

中医保健法之一，即是通过洗浴、漱口、刷牙等洁身方式以保健防病的一种保健方式。民谚中有“冷水洗脸，美容保健；温水刷牙，健牙固齿；热水泡脚，胜吃补药，若要身体好，经常要洗澡”的说法。经常坚持洗浴洁身，可清除污垢，疏通气血，促进机体的新陈代谢，是卫生保健、防病祛病的重要方法。在洗浴保健中，除提倡经常洗脸、洗手、刷牙外，尤要重视洗足保健。

（1）冷水洗脸

面部皮肤由于受冷空气刺激，毛细血管呈收缩状态，而用冷水洗脸，则可有效地改善面部血液循环，增强皮肤弹性和机体御寒能力，预防感冒等病症。用热水洗脸，会感觉暖和舒适，但是，一旦热量散去，毛细血管又会恢复原状，这样一涨一缩，易使人面部皮肤产生皱纹。

（2）温水刷牙

温水刷牙是保持口腔卫生保健的重要方法，刷牙会使齿缝内的细菌和食物残渣得以清除，达到护牙洁齿、减少疾病之目的。医学专家对牙齿生态的调研显示，刷牙的水温在35～36℃最为适宜，水温过热或过冷都会刺激牙齿和牙龈，引起牙髓出血和痉挛，甚至会导致牙周炎、牙龈炎及口腔溃疡等病症。

（3）热水泡脚

脚部受凉会引起鼻咽活动减缓而导致防病能力下降。用热水洗脚，尤其在睡前用70℃热水泡脚，可舒筋活络，活血化瘀，促进全身气血运行和新陈代谢。若在泡脚的同时，再对足心穴位进行自我按摩，还有消除疲劳、有助睡眠、祛病强身之功效。还可通过对足部经络穴位的热敷，解除全身疲劳快速促进入睡。热水泡脚对中老年人的便秘也有一定的辅助治疗作用。民谚有："春天洗脚，升阳固脱；夏天洗脚，暑湿可祛；秋天洗脚，肺润肠濡；冬天洗脚，丹田温灼；睡前洗脚，睡眠香甜；远行洗脚，解除疲劳。"说明洗脚，对于中老年保健有十分重要的作用。

（4）温水沐浴

温水沐浴不仅可洁身除垢，而且可疏通气血，促进机体新陈代谢、防病却疾。一般沐浴30分钟左右为宜，水温取39～50℃左右，对于洗浴的注意事项，孙思邈提出"勿当风，勿湿"，"不得大热，亦不得大冷"等。温水沐浴对中老年人确实是很好的保健方法，有许多患有慢性疾病的中老年人就是由于经常用温水沐浴法，摆脱了疾病的困扰。

（5）冷水沐浴

冷水沐浴包括用冷水沐浴全身、洗冷水澡及参加冬泳等。通过冷水对皮肤的刺激产生一系列适应反应，增强皮肤对寒冷的耐受力，增强血管弹性，使血压下降，心搏变慢。本法对神经衰弱、消化道疾病等有一定的防治作用。应用此法保健，应逐渐降低水温，延长时间，以不出现冷颤、口唇青紫为度。妇女经期及有心、肝等病者忌练本法。冷水沐浴时间不能过长。后人还提出疾病刚愈不可冷水洗浴，盛暑大热不可冷水频浴等，为经验之谈，当慎之。

（6）桑拿洗浴

桑拿洗浴是指将水加热产生热蒸气进行沐浴，达到保健防病的一种方法，如外感风寒可蒸浴全身，以发汗解表；腰腿肩背风湿痹痛，蒸浴全身，可温通气血，舒筋活络，通痹止痛。本法还可预防感冒，调节免疫机能，改善血液循环，防治气血瘀阻。此种保健方法，目前在广大的城乡广为流传，长期坚持，对中老年人保健大有益处。总之，沐浴洗漱虽为生活中之琐事，但其保健之理深刻，须身体力行，才能受益无穷。但有高血压、心脏病及其他严重疾病的患者则不宜实行。

20. 关注热水足浴对健康的"三个作用"

俗话说："洗个热水脚，等于吃补药。"由此可见，人们早已把热水洗脚看作养生保健的方法之一了。而且古人也认识到脚浴在不同的季节对人身保健起着不同的作用，如"春天洗脚，升阳固脱；夏天洗脚，暑湿可祛；秋天洗脚，肺润肠濡；冬天洗脚，丹田温灼。""睡前洗脚，强似用药。"如从现代医学理疗学的观点看，热水洗脚是一种浸浴疗法，它主要有以下作用。

（1）清洁皮肤

热水可以清除附在脚部皮肤上数以千亿计的微生物和细菌，可以大大减少脚癣等脚部皮肤病的发生。

（2）活血通络

热水浴可以加速脚部血液循环，升高脚部温度，改善神经系统的兴奋性。另外，热水浴也可以降低肌肉张力，减轻痉挛，尤其是下肢剧烈运动后，热水浴可以很好地缓解脚及小腿的肌肉酸痛；能使局部血管扩张，末稍神经兴奋，血液循环加快，新陈代谢增强。如能长期坚持，不仅有保健作用，还对神经衰弱引起的头晕、多梦等症状有较好的疗效。

（3）振奋精神

热水浴刺激可上达神经中枢，可以引起中枢神经系统的兴奋，也可以兴奋交感神经。而温水36～38℃能够兴奋副交感神经，有镇静、催眠的作用。

21. 中老年人足部洗浴养生方法

脚浴与通常的洗脚相似，但不完全相同。生活中的普通洗脚大多没有一定的规则，而是随心所欲地进行。脚浴相比一般的洗脚对中老年人更为科学，更具有一定的保健作用。

（1）脚浴方法

脚浴开始时水不宜过多，浸过脚趾即可，水温在40～50℃。浸泡一会儿后，再逐渐加水至踝关节以上，水温保持在60℃左右。同时两脚不停地活动或相互搓动，以促进水的流动。每次持续20～30分钟，以身上感到微热为止。若用冷热水交替浴脚，还可收到治疗头痛、失眠、心绞痛、鼻炎、支气管炎、脚扭伤等疾患的效果。

（2）忌用凉水洗脚

脚是血管分支的最末梢部位，脂肪层薄，保温性差，且脚底皮肤温度是全身温度最低的部位。夏天如常用凉水洗脚，会使脚部进一步受凉遇寒，再通过神经的传导而引起全身一系列的复杂病理反应，最终可能导致多种疾病缠身。因为脚底的汗腺较为发达，夏天走路多了，出汗很多，这时如果突然用凉水洗脚，也会使正常运转的血管组织剧烈收缩，有可能导致血管舒张功能失调，诱发肢端动脉痉挛，引发一系列疾病，如红斑性肢痛、关节炎和风湿病等。所以，中老年人忌用凉水洗脚。

（3）解除疲劳宜用足浴

人体疲劳时，首先会出现脚部血液循环不良，代谢产物如钙盐、乳酸微晶体等物质沉积。当人体某个器官功能不正常或患病时，由于病理反射作用，使脚部的血液循环更为不良，更容易产生沉积物。

科学研究也证实，人在经过某一阶段的剧烈运动后，每千克血液中平均约有30毫克的乳酸；用43℃的水浸泡双脚30分钟后，进行采血检查，乳酸约下降5毫克；经过一段脚浴时间，血液中的乳酸降低20毫克左右，恢复到几乎不感觉疲劳时血中的乳酸水平。可见热水脚浴是消除人体疲劳的简单有效的方法。

22. 中老年人足部盐浴的"两宜一忌"

足部盐浴是温水浸湿脚部皮肤后，将食盐粉末涂抹在皮肤上进行"洗浴"，而不是用盐来按摩、揉搓皮肤，让皮肤受伤。实践证明，盐浴既可以杀菌消毒，也能健美皮肤，对皮肤清洁、保湿、美白、防皱具有功效；对皮肤病、关节痛、风湿病有一定疗效。这是因为氯化钠可刺激脚部皮肤充血，同时还可附着于皮肤表面形成保温膜，促进血液循环。另外，盐浴还可以松解关节周围软组织，对治疗慢性关节炎有效。

（1）宜注意水温

足部盐浴时水温控制特别重要，因为足部盐浴是通过水中所含的化学物质，在特定的物理条件下对人体发挥治疗作用的。水温28～37℃是盐浴的最佳温度，浴盐中含有丰富的二氧化碳、铁、铜、锰、氯化物等，可对人体产生生物化学反应而发挥特定作用。

（2）宜注意足部盐浴的方法

足部盐浴最简单的方法是把脚放进加入海盐的温水里浸泡几分钟，然后用手轻轻地按摩脚底、脚趾缝。还要用盐粉末揉搓脚后跟，因为人的脚后跟容易角质化，非常粗糙，用盐粉末上、下揉搓能去掉角质层，使脚后跟的皮肤光滑润泽。需要指出的是，用于盐浴的盐是极细呈粉末状的食盐。

（3）足部盐浴禁忌

足部盐浴时应该防止盐水进入口、眼、鼻内；患有某些疾病的中老年人要慎重，如严重高血压患者、心功能失代偿的心脏病患者、脑中风急性期者等均不适合脚部盐浴；切忌空腹或醉酒时盐浴；盐浴过程中出现全身皮疹、呕吐等不良反应要停止浸浴；足部盐浴后要及时补充水分并适量进食。

23. 中老年人足部药浴的 "三个注意"

足部药浴属于传统医学疗法中的外治法之一，它是将水和药液盛于器械内，浸泡脚部，利用水温本身对足部皮肤、经络、穴位的刺激和药物的透皮吸收，达到治疗疾病、养生保健的目的。它不同于一般的足部洗浴、温泉浴，而是按照传统医学辨证施治的原则，根据不同的疾病，加入不同的药物进行治疗。因药物不经胃肠破坏，直接经皮肤渗透而进入血液，故较之内服药具有舒适、无毒副作用的优点，也不会过量增加肝、肾负担。中药足浴作为传统医学的传统养生保健项目之一，具有广泛的适用性，已日益被人们所认识。

中药浴足是一种良性刺激。它直接针对足部反射区进行热透作用，因而简便易行，经济实惠。中药浴足适合于每个家庭和各种年龄阶段的人，每晚临睡前进行中药热浴双足20分钟，能很好地改善睡眠，使人保持充沛的精力。中药浴足能将治病和保健融为一体。当用药物浴足来治疗某种疾病时，除特定的反射区接受热透作用和药物作用外，其他反射区也接受了这两种作用，因而相应的脏腑也就得到了保健。所以，足部药浴法是"治病于现在，防病于未然"的好方法。

（1）应注意水温

足部药浴水温并非越烫越好。过烫的水除了可能会导致烫伤外，还会导致全身血管过度扩张，引发一些重要器官（大脑、心脏）的缺血。另外，身体从热水中获得过多的热量需要通过大量出汗散发，可能引起虚脱。因此水温以适中为宜。

（2）应注意时机

中老年人饭前、饭后30分钟不宜足浴。足浴时，足部血管扩张，血容量增加。饭前足浴可能抑制胃液分泌，对消化不利；饭后立即足浴，可造成胃肠的血容量减少，影响消化。

（3）足浴中及足浴后应注意

中老年人在足浴、按摩过程中及其后半小时内应饮用温开水300～500毫升，以补充沐足期间因出汗丢失的水分。对于中老年高血压病患者、皮肤感觉迟钝的患者及脑中风后遗症患者，应有专人护理，防止损伤皮肤和发生意外。如果足浴中使用的药物引起了皮肤过敏，应该立即停止足浴，必要时可以到医院进行治疗。各种疾病的急性期、活动期，严重心力衰竭，心肌梗死，低血压，皮肤破损或皮肤感染，有出血倾向或血液病者，都应禁止足部药浴。老年人在用药液洗足时，洗足所加的热水以浸入患者双足踝部为宜，不宜过多；足部药浴以后，要用干毛巾擦干，并注意避风。

24. 中老年人起居宜有"五忌"

中医五忌是古代劳动人民健康活过百岁的经验总结，早在《黄帝内经》中就有了明确的记载，千百年来一直指导着人们的保健实践，生活中只有做到趋利避害，才能达到健康活过百岁的境地，这五忌主要内容如下。

（1）忌久视伤血

此属神劳太过的一种形式。在日常的生活中，不少人以为看书学习会费脑，其实人们适当地看些有益的书报、电视以及观光景物等，可使精神愉快，心情舒畅，脾胃健运。但是过度用脑，如长时间的阅读、写字、看电视，会导致视力疲劳，更重要的是会伤血耗气，产生头晕目眩等症，造成心劳。故老年人看报、看电视不宜过久，一般一小时左右就应休息片刻，或走动，或眺望远方，以减少眼睛的疲劳损伤。

（2）忌久坐伤肉

此属形劳太过的一种形式。人的形体过胖或过瘦都不利于健康，适当地静坐休息能改善这种状况，可使心境平和，减少思虑，调节神经功能，疏通经络，润泽肌肤，增进健康。但是，人到老年，由于肢体行动不便，愿意久坐，坐虽然是缓解疲劳的一种方法，但久坐容易使肌肉萎缩，因此，老年人应适当多走路，勤活动，安步当车，这样才能改善血液循环，加强肌肉锻炼，使自己胖瘦适宜，达到自我防病、保健及延年的目的。

（3）忌久立伤骨

此属形劳太过的一种形式。适当的站立姿式能使肌肉产生缩张运动，可以增强吸收功能，促进躯体内的新陈代谢，相应地疏通经络，调剂平衡，对人体骨骼关节的生长发育有益，还可以使气血流通，降低血压，因此适当站立，可使人老当益壮。但据有关资料表明，70～80岁的老人，几乎都患有老年性骨质疏松，如果长时间站着不动，骨骼的弹性与韧性就会减弱，脆性变大，一旦受到外力的冲击就会使部分组织和细胞的营养失调，出现气滞血凝，导致某些骨骼关节发育畸形或活动障碍。

（4）忌久行伤筋

此属形劳太过的一种形式。适当的走动或散步，可以使全身关节筋骨得到适度的运动，对身体的各个系统及新陈代谢都有良好的促进作用，可提高机能的抗病能力。散步时血液循环加快，大脑供血量增加，思维的效果也较好，但是，人到老年，长时间远距离的奔走或跑步，就容易使肢体，特别是下肢关节周围的韧带等筋腱组织受到扭伤或劳损，而招致疾病。因此，行走散步时要适度，注意使全身放松，调匀呼吸，脚步均匀，"行不宜急"方能"气血畅通，百脉流通，内外协调"而健康持久。

（5）忌久卧伤气

此属安逸太过的一种形式。传统医学注重人体的"精、气、神"。"气"是维持生命延续的能源。因此，养气将有助于延寿，提高生命的质量，适当地躺卧休息或睡眠，可使肢体筋骨、五官司窍之气以及内在脏腑之气充盈。但是，人们经常躺着休息或睡眠，过于安逸，不进行肢体活动锻炼，不仅肢体筋骨、五官司窍之气会渐趋衰弱，而且还可以累及内在各脏腑之气，出现身体懒散，萎靡不振，日久健康状况就会发生很大变化。当然，老年人精力不济，适当增加休息时间和次数是应该的，适可而止的睡眠对老人颇有益处，然而一味多睡或卧床不起，则会导致身体软弱，因此，要顺应"春夏夜卧早起，秋季晚卧早起，冬季早卧晚起"的规律，这样才能使头脑五官司窍之气和肢体筋骨之气恢复充盈，这对防病保健是很重要的。

25. 起居要关注五大"魔鬼时刻"

近年来，国内外专家们的一系列研究发现，人生中几乎每天、每月、每年都有一些"特殊"危险时期，将其归纳到一起，便可总结出人生中的五大"魔鬼时刻"。

（1）一天中黎明最危险

世界卫生组织调查4769例心肌梗死患者后发现，28%的人在清晨6—10时发病。研究表明，此时人的血压、体温变低，血液较浓稠，易发生缺血性脑中风。调查显示，凌晨死亡人数占全天死亡人数的60%。

（2）一周中周一最危险

德国人把周一称作"黑色星期一"。芬兰科学家研究认为，这天对心脑血管患者来说最危险，发病及死亡率比其他几天高40%。专家指出，周一老人最好别出远门，外出则要有家人陪伴。

（3）一月中月圆时最危险

在中国，这一天也就是农历月中。据香港《文汇报》报道，科学家综合50多个研究发现，医生和警察在月圆之夜工作量大增，求诊数目增多3.6%。此外，有研究发现痛风和哮喘病的个案，在满月时会飙升。英国《独立报》则撰文称，这是由于月亮盈亏能影响人体激素平衡。

（4）一年中农历12月最危险

调查表明，该月份死亡人数居全年各月之首，占死亡总数的10.4%。农历的12月即阳历1、2月份。此时人体所需能量多，但代谢慢，所以容易出现消化系统、心脑血管疾病。这时要特别注意保暖，多吃营养价值高的食品御寒，多进行慢跑等户外运动。

（5）一生中中年最危险

人到中年，生理状况开始变化，会出现内分泌失调，免疫力降低，家庭、工作等种种负担导致中年人心力交瘁。此外，科学家发现人的生命有个周期，约7~8年为一个周期。每个周期中都存在高低潮。一般周期的中间年龄为高潮，即健康稳定年龄；周期始末为低潮，此时人的免疫能力较弱。

26. 中老年人晨起要注意"五宜"

老年人多有早起的习惯。早晨空气清新，有利于排出夜间沉积在呼吸道的有害物质，促进新陈代谢。但由于老年人体内各器官的退化，如果不注意保健，早起也可能对健康不利。老年人早起一般要注意五宜。

（1）起宜缓

早晨醒来后不要马上起床，因为老年人椎间盘比较松弛，如果突然由卧位变为立位，不仅容易扭伤腰背部，还可能影响神经系统。有高血压、心脏病者如果突然改变体位，还可能发生意外。老年人醒来后，可在床上伸伸懒腰，舒展一下四肢关节，躺在床上休息一会再下床。

（2）水宜温

冷水洗脸对老年人的面部皮肤有较强的刺激，除了体质较健康者长年坚持洗冷水外，老年人以不洗冷水为好。洗脸水温最好控制在10～15℃左右，不宜过热或过冷。洗脸的方向最好是自后向前，自下向上。这样洗脸顺应血流方向，有利于促进血液循环，延缓面部皮肤衰老。洗脸后用双手掌部干擦面部至面部发热，也有改善血液循环、预防感冒的作用。

（3）动宜适

早起后活动量不宜过大，时间不宜过长。太极拳、慢跑、徒手操等柔和、缓慢的活动最适合老年人早起锻炼。活动应以略有心跳加快、略有气急感为度，千万不可逞能。应避免那些快速、旋转或低头过度的运动。有肺气肿、动脉硬化、冠心病、糖尿病等疾病的老年人，则以散步为好，且不宜走得离家过远，以免发生意外。

（4）茶宜淡

有些老年人喜欢早起一杯浓茶，慢慢品呷，这种习惯对健康其实并没有益处。清晨，胃内基本排空，空腹饮浓茶，不仅会引起胃肠不适，食欲减退，还可能损害神经系统的正常功能，因而早晨一般不宜饮浓茶。老年人清晨饮茶，可将头道茶倒去，饮二道茶。如能在茶中加少许糖和适量的白菊花则更好。

（5）衣宜暖

老年人的衣着应根据气候变化及时添减。由于老年人的身体防御疾病能力减低，早起易感风寒，衣着以暖些为好。夏季起床后应立即开窗，使空气流通。但在冬季，应在起床后稍过一会，让身体适应室外的气温后再开窗，以免被风吹后着凉，影响健康。

27. 老年人过节须"六忌"

一年一度，迎新送旧，虽然节日气氛欢乐，可也是疾病多发之际。尤其是老年人，由于不同于年轻人的特殊生理机能，在过节时更需要特别加以注意。

（1）忌过度兴奋

节日期间，亲朋好友团聚，欢乐喜悦之情不言而喻。但应有所节制，不可过度兴奋。过度兴奋会刺激人体交感神经而引起心跳加快、血压上升，易使高血压、冠心病患者发生脑溢血、心绞痛或心肌梗死。

（2）忌触景生悲

增加一岁并不是所有的人都"喜"，老年人往往触景生悲。儿孙不孝者有之，儿孙离家在外者有之，老来失意者有之……平日里老人还能以宽心自慰，但看到四邻八舍喜气洋洋，会油然而生悲。此悲生于心，生于思，对身心极为不利。

（3）忌有病开禁

患有心脏病、胆囊炎、胃及十二指肠溃疡、糖尿病的老人，平时尚能注意节制饮食，按时服药。可一到过节，往往控制不住，烟酒开禁、饮食开禁，以为一两次违规不要紧。但若因此发生身体机能紊乱，使以往的努力毁于一旦，要调整过来就十分困难了。

（4）忌擅自停药

有人认为，过节服药会给新的一年带来不好的运气，于是就擅自停药。殊不知，许多疾病患者特别是长期服药的慢性病患者，突然停药往往会导致疾病的复发或恶变。

（5）忌过度疲劳

节日期间招待应酬较多，老年人应量力而行，不要劳累过度。因为紧张和疲劳可导致植物神经紊乱，使抗病能力下降而诱发多种疾病，特别是有高血压、心脏病的老年人更应注意。国外一项研究发现，高血压患者说话30分钟血压即升高，停止说话1分钟后，血压就恢复到原来水平。

（6）忌生活无律

节日可以尽情地放松紧张的心情，享受空闲。而老年人却一定要守住自己的生活规律，不要和年轻人一样通宵达旦地进行各种"节目"，如打麻将、看电视等。老年人在节日里更要注意按时就寝，按时起床，避免生活无规律影响身体健康。

第八章

健康要关注的12种疾病信号与预防

1. 预防感冒要注意"四勤三好"

我国的医务工作者通过难苦的努力，总结出了许多预防感冒的方法，其中，四勤三好是普通百姓最好的预防方法之一。"四勤三好"，即勤洗手、勤洗脸、勤饮水、勤通风，口罩戴得好、心态调整好、身体锻炼好。

（1）勤洗手

这是预防病毒传染的第一道防线。要时常保持双手洁净，洗手时手心、手背、手腕、指尖、指甲缝都要清洗，肥皂或洗涤液要在手上来回搓10～15秒，整个搓揉时间不应少于30秒，最后用流动水冲洗干净。有条件的应照此办法重复两到三遍。触摸过传染物品的手至少应搓冲五六遍。

（2）勤洗脸

脸部容易寄居病毒。非典型肺炎的病原体主要是通过鼻、咽和眼侵入人体的。洗脸可把病毒清洗掉，使鼻、口腔和眼等病菌容易侵入的部位保持洁净，大大减少感染的机会。

（3）勤饮水

春季气候多风干燥，空气中粉尘含量高，鼻黏膜容易受损，勤饮水可以使黏膜保持湿润，增强抵抗力。同时，勤饮水还便于及时排泄体内的废物，有利于加强机体的抗病能力。

（4）勤通风

室内经常通风换气，可稀释减少致病的因子。非典型肺炎是呼吸道传染病，主要通过近距离空气飞沫传播。空气流通后，病原菌的浓度稀释了，感染的可能性就小了。使用空调的房间更要注意定时开窗通风。

（5）口罩戴得好

戴口罩犹如给呼吸道设置了一道"过滤屏障"，使病毒和细菌不能进入人体。但口罩没必要出门就戴，在进入医院看病、探视患者或空气不流通的地方，建议戴上12层以上的棉纱口罩。口罩最好"四小时一更换，一用一消毒"，家庭可用微波炉消毒或用蒸汽熨斗熨烫。

（6）心态调整好

对流感我们应正视它的存在，不必恐慌，但也不能掉以轻心，因为它的传染性极强，对生命健康会带来一定威胁。只有以健康的、科学的良好心态生活着，我们的免疫系统才会免遭侵袭。

（7）身体锻炼好

感冒一般多发生于春季，春季人体的各个器官、组织、细胞的新陈代谢开始旺盛起来，正是运动锻炼的大好时机，大家应积极参加体育锻炼，外出旅游，多到户外、郊外呼吸新鲜空气，但要注意根据气候变化增减衣服，合理安排运动量。

2. 预防高血压要关注五种信号

高血压病的早期和中期，患者的症状往往不明显，常被患者自己和医生忽视。待发现后，血管早已硬化，其并发症已经发生，治疗方法只能是降压，然而即使血压得到控制，也不等于彻底治愈。况且高血压病患者约有1/5的人无明显症状，仅在偶然测血压或普查身体时发现。所以早期发现并及时治疗高血压病，对患者的预后会带来极大的好处。因此，了解高血压病的早期信号就显得特别重要。

（1）打鼾

鼾症可能是高血压病的一种早期信号。有科研人员曾调查某街道自然人群1036例，明确血压增高者312例，其中25例有鼾症现象。有鼾症的高血压病例中多数为轻型及临界高血压。鼾症者以习惯性打鼾居多，少数伴有程度不等的睡眠时憋气现象。此外，有人在调查因严重鼾症住院手术的102例患者中，确诊为高血压病者56例，其中42例先有鼾症，然后血压升高，51例伴有睡眠憋气现象。以上结果提示，鼾症是高血压的信号，严重鼾症者有相当高的高血压病发病率。所以，经常打鼾者，尤其是伴有睡眠时憋气现象的人，应经常测量血压，以便早期发现高血压病，使其得以及时治疗。

（2）肢体麻木

退休工程师刘某，66岁，患有高血压病十余年。最近他经常感到四肢麻木，老伴以为是受寒让其服用一些治疗风湿的药物，很长时间不见好转。后来女儿陪其到医院检查，医生对其进行检查后，发现其血压明显上升，高达180/100mmHg。经过降压治疗，肢体麻木明显有了好转。医生告诉刘某，有的高血压病患者血压升高后，可出现手脚麻木，有的手脚感觉像有蚂蚁爬行一样（医学上称蚁走感）。高血压病患者的肢体麻木往往是脑中风的先兆。

（3）鼻腔出血

老张今年65岁，前些天，他的鼻子突然大量出血，当使用所掌握的止血措施均不见效后，急忙被送往医院。医生检查老张的鼻腔，并测量他的血压，发现血压已高达180/100mmHg。经过紧急降压，同时进行鼻腔填塞治疗后，老张的血压慢慢降低，鼻出血也随之减少，最后完全停止了。医生告诉老张，鼻出血的祸首往往是高血压和动脉硬化。老年人鼻出血与高血压有什么关系呢？医生说，老年人鼻出血有一半是全身性疾病所致，其中包括高血压病。患有高血压病的中老年人血压升高时，鼻腔血管细小，容易破裂出血；又因动脉硬化，血管弹性差，破裂的血管不易自行闭合，所以出血不易止住。

高血压病患者的鼻出血特点是:出血量较大，而且不容易自行停止。所以，高血压病患者应掌握一些鼻出血的自我止血常识。首先要保持镇静，采取半卧位，不要弯腰或蹲下，否则会使头部血压增高，不利止血。然后用冷毛巾作额部及鼻部冷敷，促进鼻黏膜血管收缩而止血。同时，用手指捏紧鼻翼，对鼻腔前部出血者可起到压迫止血的作用；也可用清洁的纱布条或棉花球堵塞出血的鼻孔。但注意不要蘸上麻黄碱或肾上腺素药物，因为这些药物虽可局部止血，但具有升高血压的作用，会加重高血压病的病情。另外，高血压病患者鼻出血时，如果测量血压比平常血压高，止血的根本办法则应从降低血压着手，可在平时服用降压药物的基础上加服1~2次，具体用药量应视病情酌量，或遵医嘱。

（4）头痛、头晕

头痛、头晕是高血压病最常见的神经系统症状，还可能有颈部板紧感。晨起头痛大多是由高血压直接引起的，头痛部位可以在后脑部、前额部、太阳穴（双侧或单侧）。很多患者的头痛在醒后出现，起床后好转一些，当剧烈运动或情绪紧张及疲劳后又有加重。也可有脑中嗡嗡响、耳鸣等症状，高枕卧位时头痛可以减轻，经降压治疗后头痛一般也可减轻。当出现高血压危象或椎-基底动脉供血不足时，可出现与内耳眩晕症相类似的症状。

（5）阳痿

高血压病的病理变化之一是造成小动脉的管腔狭窄，加速动脉硬化的进程。动脉的狭窄可以导致许多器官功能的损害，如脑、肾、心脏等。同理，阴茎的动脉也可以因为血压高而造成狭窄，导致动脉供血不足，从而降低使阴茎勃起的动脉系统功能，导致阳痿的发生。也就是说，男性性欲减退往往有可能是高血压病的早期信号。

3. 宜关注冠心病的十三种早期信号

冠心病患者早期多无明显症状，仅在偶然普查身体时发现。早期发现，及时治疗冠心病，对患者的预后会带来极大的好处。可是大多数患者都发现得较晚，有的人发现冠心病时，病情已经非常严重。由于早期冠心病常没有明显的不适症状，所以掌握早期发现冠心病的办法就特别重要。

（1）胸部疼痛

胸部疼痛往往是冠心病的信号。如果您的家人及周围朋友出现以下情况时，请您提高警惕：突然出现胸骨后或左胸部疼痛；体力活动时有心慌、气短；饱餐、寒冷感到心悸或胸痛；容易出现疲劳并且有胸闷。尤其是劳累或精神紧张时出现胸骨后或心前区闷痛，或紧缩样疼痛，并可向左肩、左上臂放射，持续3~5分钟，休息后自行缓解者。体力活动时出现胸闷、心悸、气短，休息时自行缓解者。如有以上症状出现，就须提高警惕。

（2）心悸、胸闷

中老年人没有原因的心悸、胸闷往往是冠心病的先兆。如有以下症状，须到医院进行检查：饱餐、寒冷或看惊险影片时出现心悸者；夜晚睡眠枕头低时，感到胸闷憋气，需要高枕卧位方感舒适者；熟睡或白天平卧时突然心悸、呼吸困难，须立即坐起或站立方能缓解者；性生活或用力排便时出现心慌、胸闷、气急；听到噪声便引起心慌、胸闷者；反复出现脉搏不齐，不明原因心跳过速或过缓者。上述症状往往同时有胸痛。

（3）心跳缓慢

在我们周围还能经常看到一些冠心病患者心跳很慢，有时每分钟跳50次以下，有的只有30~40次。这又是为什么？这有可能是因为冠心病患者的心脏长期缺血、缺氧，使心肌组织细胞发生了不同程度的变化，起搏、传导系统也受到损害所致。冠心病患者的心肌收缩力已经有所下降，如果心跳很慢，严重影响了心脏向机体供血，患者就会感到头晕、心悸、气短，有的还会出现晕厥。所以，如果有人有心跳缓慢的表现，则应去医院就诊，检查是否为冠心病。

（4）下牙疼痛

人常说："牙痛不是病"。可能很多人会认为牙痛根本不算什么，所以也就不把它放在心上。但心血管病专家提醒您，有时牙痛会是冠心病的征兆，尤其运动、劳累、情绪波动后的下牙痛更应警惕。最为明显的例证就是有些人下牙痛用止痛药无效，而做全面检查后发现他们患有冠心病，服用冠心病治疗药后下牙痛消失。由此，专家们认为下牙痛和下颌痛往往是冠心病的奇特信号。所以临床医生强调，50岁左右的人，特别是男性，出现服用止痛药不能缓解的下牙痛，口腔科检查又无牙病者，应考虑是否患有冠心病，应及时到医院做检查，以便确定诊断。

（5）耳垂皱褶纹

耳垂皱褶纹是指两侧耳垂有深而斜行向下连贯的皱褶，大多起于耳屏切迹，斜向后至耳垂外下缘，多呈线形、弧形(较短或不连贯者不在内）。近年来国内外学者发现，罹患冠心病的人，耳垂上几乎都有一条皱褶。之所以如此，是因为动脉粥样病变会累及全身小动脉，引起微循环障碍，耳垂作为末端部位，是一种既无软骨又无韧带的纤维蜂窝状组织，易受缺血、缺氧的影响，产生局部收缩，导致皱褶出现。所以，耳垂皱褶纹也可作为诊断早期冠心病的征象之一。并且由于耳垂皱褶纹易于发现，故在临床诊断中有一定的实用价值。中老年人平时不妨常用镜子照照自己的耳垂，若发现有皱褶纹，应警惕冠心病的可能。但需要说明的是，有耳垂皱褶的人并非一定是冠心病患者，仅可作为诊断的参考。

（6）耳鸣眩晕

中老年人如果不明原因地出现耳鸣、眩晕等症状，预示可能患有早期的动脉硬化或冠心病。因为耳的听觉感觉器位于内耳，内耳感受器的微细结构与大脑组织一样，不耐受缺血和缺氧，而且其缺氧的耐受性比心肌更为敏感。所以，一旦动脉硬化发生，内耳血液供应因动脉硬化、狭窄而缺血，耳鸣、耳聋、眩晕等症状会在循环系统未有症状表现之前发生。

（7）眼球现老年环

有的医生在临床中发现一些老年人的眼球角膜（俗称“黑眼珠”）靠近巩膜（“白眼珠”）的边缘部分往往有一圈灰白色或白色的混浊环，宽约1~2毫米，将其称之为角膜老年环，简称老年环。近年来的医学研究发现，老年环可以作为冠心病的早期信号，可作为临床诊断动脉硬化的体征之一。因为临床发现出现老年环的中老年人几乎都有程度不同的动脉硬化症，而患有动脉硬化症的老年人绝大多数出现老年环，而这些人也往往是冠心病患者的"后备军"。

（8）眼皮有黄色瘤

不少中老年人眼皮上有时会长出1～2个米粒大小圆形或椭圆形、扁平隆起、质软的淡黄色疣状物，这在医学上称为黄色瘤。这往往是由于血液中胆固醇长期蓄积，使过剩的胆固醇在眼皮上发生沉积的结果。因此，眼皮上出现黄色瘤是血中胆固醇过多的一种信号。血中胆固醇过多不但会沉积在皮肤上，更重要的是沉积到机体内的动脉血管内膜上，造成动脉粥样硬化，而此类人群是冠心病的多发人群。

（9）阳痿

经常有男性患者给医生诉说其患阳痿的痛苦。其实，现代医学研究还发现，阳痿可能是冠心病的表现和先兆。现有的研究已证实，冠心病、高血压病、高脂血症、糖尿病、精神抑郁症，尤其是冠心病与阳痿有很大的联系。阳痿可能是心脏病的早期信号之一。因为医生研究发现，冠心病患者中阳痿发生率比健康人高，其中完全阳痿发生率就达21%。国外有人调查了81例心肌梗死的男性患者，发现18例有阳痿，占22%，而明显性欲减退的有48人，占59.3%。

（10）腿痛

冠心病患者心绞痛发作时，大多疼痛可放射到左肩、左臂及左手内侧的3个手指。但是，据国外心脏病专家近年来的研究发现，有些患者在心绞痛发作时表现出的却是下肢部的放射性疼痛，这一点常被人忽视，还容易把人的注意力引向腿部疾病，从而造成误诊，延误治疗。专家们通过仪器检查，证实在腿部发生疼痛时确实存在心脏的缺血性病变。当腿疼痛时如果排除了脉管炎、神经痛等疾病时，应考虑是否是心绞痛发作所引起的，从而为抓紧诊治冠心病提供时机。

（11）腹部疼痛

腹部疼痛有时也是冠心病的临床信号之一。如有一孙老伯65岁大寿，一时高兴多喝了一点酒。晚上，孙老伯觉得上腹部开始疼痛，下半夜腹痛加剧，且伴有胸部发闷的感觉，只好叫醒家人送他去医院。初时，在附近的一家区医院，医生按消化道疾病治疗，给孙老伯开了一些胃肠用药。可是，孙老伯服药后，病情却不见好转，最后家人将他带到市医院诊治，才知孙老伯是心肌梗死。事实上这种情况并不少见，所以当中老年患者表现为上腹胀痛不适等症状，特别是疼痛剧烈常伴有恶心呕吐时一定要排除冠心病的可能。临床上易误诊为急性胃肠炎、急性胆囊炎、胰腺炎等。

（12）早白发

最新医学研究发现，白发与冠心病有着相当密切的关系，也就是说过早出现白发的人易患冠心病，是冠心病的一种易患信号。心脏学会的专家们分析了一组心肌梗死病患者，发现其中24%的人在30岁以前就出现了白发。有关资料表明，体内如缺乏微量元素铜和锌，即铜与锌的比例下降后，毛发就会出现黑色素生成障碍。这种情况的出现，也与冠心病的发生密切相关。因此，有少年白发的人（有的地方称之为少白头）应注意在生活中避开诱发冠心病的因素，如吸烟、肥胖和心理过度紧张等。

（13）舌下小血管异常

舌诊是几千年来中医主要诊断方法之一。临床经验提示，观测舌下的小血管变化是了解心脏冠状动脉循环状态的一种简便方法。中老年人如果血液黏稠度过高，有的就有可能在舌下小血管中表现出来。那么如何观察舌下小血管的变化呢?方法是：把舌卷起，可见到舌下中央有一纵行的皱壁呈八字样排列，小皱壁的边缘不齐，有许多锯齿状小突起，称为伞襞。伞襞和舌系带之间的黏膜深处，可见有浅蓝色的舌静脉，黏膜下则为分散的小血管，这些小血管就是主要的观察对象。若将舌下分为内、中、外三个侧带：以舌系带至伞襞为内侧带；伞襞与舌的边缘之间的部分一分为二，在近中间的区域为中侧带；靠近舌边的区域为外侧带。正常黏膜下小血管没有扭曲和扩张，更没有出血瘀点，而是呈由近到远、由大到小的血管网，主要分布在内侧带，黏膜表面光滑、细腻、色泽红润。如果舌下血管扭曲、扩张或有出血瘀点或瘀斑，即表示有瘀滞现象。舌下血管曲张分布的部分限于中侧带以内，且没有瘀点（斑）者为轻度，如果外侧带血管也呈曲张且有明显出血瘀点则为重度。如果舌下有瘀滞现象的中老年人，其中重要的一条就是要加强对冠心病的预防，在某种意义上它也是冠心病的早期信号。

4. 消化性溃疡三种早期癌变信号

我们已经知道临床上常见的消化性溃疡病的并发症有出血、穿孔、梗阻和癌变，前三者的发生均有较为明显的临床症状，易被诊断，但癌变却会在没有任何感觉的情况下悄然发生，应当引起人们特别关注。癌变患者绝大多数均有长期胃溃疡病史，溃疡边缘的黏膜上皮细胞反复破坏与再生、化生、不典型增生，最后导致癌变。那么，究竟溃疡癌变前有哪些早期信号呢？

（1）全身信号

年龄在40岁以上的人，有多年溃疡病史，其典型的溃疡病症状在不明因素下骤然发生了明显的改变，伴有食欲减退、厌肉食、恶心、呕吐、吐宿食或暗红色食物、营养状态不佳、明显消瘦、疲乏无力等症状，且原来治疗效果较好的药物出现治疗效果不佳，特别是抗酸药物治疗出现无效的反常现象，这可能是癌变的信号。

（2）疼痛信号

溃疡病的特点是规律性疼痛。胃溃疡为饱餐痛，疼痛在饭后半小时至2小时出现，至下次进餐前疼痛已消失。十二指肠溃疡是饥饿痛亦称空腹痛，疼痛多在饭后3～4小时出现，持续至下一次进餐前，进食后疼痛可减轻或完全消失，有的患者可出现夜间痛。如果溃疡发生在距十二指肠相近的胃幽门部，则疼痛节律性与十二指肠溃疡相同。一旦胃溃疡疼痛性质发生了改变，成为持续性疼痛或者有所减轻，此时应警惕癌变的可能，应及早去医院检查。

（3）大便信号

一般黑便可见于进食大量猪、羊、鸡等动物血之后，也见于服某种药物之后。如果溃疡患者出现了无法解释的黑便，或者化验大便持续有血，须特别注意，应进一步查清，这往往是恶变的先兆症状。如果患者出现劳累、疲惫、乏力、食欲减退，以及出现消化不良性的腹泻，特别是在进食肉类食物之后腹泻随之加重，大便隐血检测阳性，提示有癌变可能。

5. 糖尿病的报警信号

在中国古代医学文献中，最早记载了糖尿病的症状及并发症，最早提出了饮食及肥胖与糖尿病的发病有着密切关系，最早发现了糖尿病患者尿甜的现象。而现代研究发现，糖尿病的信号有许多种，如：不明原因反复出现皮肤疖肿；皮肤溃疡持久不愈；皮肤、外阴瘙痒；视力减退；下肢疼痛或皮肤感觉异常而找不到原因者，这些都可能是糖尿病的信号。具体来说，主要有以下几种。

（1）眼部信号

糖尿病导致植物神经损害，可影响瞳孔的舒缩功能。糖尿病患者的瞳孔较正常人小，在眼底检查时用扩瞳剂效果不佳。已患有青光眼等眼疾的人，应警惕发生糖尿病。糖尿病患者血液和眼内房水中的葡萄糖水平均升高，眼内糖代谢受到障碍，形成一种称为山梨醇的物质，积聚在晶体内，造成晶体纤维肿胀、混浊，形成白内障。糖尿病患者体内大量的糖和盐随尿液排出，加上口渴多饮，血液渗透压降低，房水的渗透压也随之下降，使晶状体膨胀、变厚、变凸、屈光度增加，形成近视。糖尿病患者视神经损害或眼底血管病变，使视网膜组织缺氧而形成微血管瘤或视网膜静脉扩张、白斑、出血、动脉硬化，甚至发生视网膜剥离，造成视力下降。

（2）皮肤信号

相当多的糖尿病患者可发生局部或全身皮肤干燥脱屑，剧烈瘙痒。女性患者以阴部瘙痒多见。糖尿病引起的皮肤瘙痒，往往使人难以入睡，特别是女性阴部的瘙痒更为严重。有人调查过150例糖尿病患者，大多数人颜面色泽较红。在39例隐匿性糖尿病患者中，35例有不同程度的红色面孔。有的糖尿病患者有多汗或少汗，甚至有的患者汗液淋漓。有的糖尿病患者早期患有皮肤疱疹，酷似灼伤性水疱，壁菲薄，内含透明浆液，疱疹无红晕，好发于指、趾、手足的背部或底部边缘，单个或多个出现，数周内自愈，但可反复出现。有的糖尿病患者颈部易患毛囊炎，后颈枕部出现脓头痱子样的炎症，有触痛，如不及时治疗，可发展为疖肿或蜂窝组织炎。脓液排出后可自愈，但常此起彼伏，反复发生。有的糖尿病患者早期四肢屈侧、臀、颈、膝等处皮肤常常可以见到成群突发的黄橙色小结节或小丘疹，周围绕以红晕，有瘙痒的感觉。此外，足部坏疽也很常见。

（3）性欲信号

糖尿病可引起神经病变和血管病变，从而导致男性性功能障碍，以阳痿最多见。据统计，糖尿病患者发生阳痿者达60％以上，特别是中年肥胖有阳痿者，更值得高度怀疑是否已患上糖尿病。女性糖尿病患者早期可出现不明原因的性冷淡，往往是糖尿病的早期信号。目前认为糖尿病的血管病变累及阴道壁小血管网时，阴道壁中的感觉神经末梢敏感变性降低。因此，一般的刺激很难触发女性高潮反应，会影响患者的性生活质量。

(4)娩出巨婴

糖尿病女性患者血液中葡萄糖浓度增高，通过胎盘进入胎儿体内，刺激胎儿的胰岛功能，分泌出足够的胰岛素，使血液中的葡萄糖得以充分利用，加速了胎儿的生长发育。因此，娩出一个特胖宝宝（4千克以上）的女性，应做有关糖尿病的检查。

（5）周围神经炎

周围神经炎表现为手足麻木，伴有热感、虫爬感，行走时似乎自己走在棉垫上；有的则伴有强烈的疼痛。据统计，有以上症状者占初期糖尿病患的40％左右。

（6）其他信号

糖尿病引起的尿路感染有两个特点：多起源于肾脏，而一般的尿路感染多起源于下尿道。尽管给予适宜的抗感染治疗，但急性肾盂肾炎的发热期仍比一般的尿路感染发热期长。糖尿病伴发胆囊炎的发病率甚高，可不伴有胆石症，胆囊有时会发生坏疽及穿孔。男性糖尿病患者出现排尿困难者约为21.7%。因此，中老年人若发生排尿困难，除前列腺增生症外，应考虑糖尿病的可能。糖尿病可引起内脏神经病变，造成胃肠道的功能失调，从而出现顽固性的腹泻或便秘，其中腹泻使用抗生素治疗无效。糖尿病患者容易发生脑梗死。在脑梗死患者中，有10%~13%是由糖尿病引起的。因此，脑梗死患者应常规化验血糖。

从以上情况可以看出，糖尿病的信号是多种多样的，如出现以上情况应及时到医院化验血糖。此外，有糖尿病家族史的人，年龄在50岁以上的人，患有高血压病、高脂血症、高尿酸血症以及肥胖症的人等都是糖尿病高危人群，应高度重视，每年最好常规检查血糖(包括糖耐量实验)一次，以便及早发现，早期治疗，防患于未然。

6. 高脂血症的早期报警信号

单纯的高脂血症没有明显的症状，因此不易被发现，这也是不少人忽视它的原因。一般情况下，如果你感到头晕、头痛、失眠、胸闷气短、记忆力下降、注意力不集中、健忘或体形偏胖、四肢沉重或肢体麻木，都有可能是高脂血症的前兆。那么高脂血症有哪些可供人们注意的报警信号呢？

（1）黄色瘤

黄色瘤是高脂血症的报警信号之一。黄色瘤是一种异常的局限性皮肤或肌腱处隆起，其颜色可分为黄色、橘黄色或棕红色，多呈结节、斑块或丘疹形状，质地一般柔软，主要是由于真皮聚集了吞噬脂质的巨噬细胞即黄色瘤细胞所致。根据黄色瘤的形态、发生部位，可分为以下几种。

1）肌腱黄色瘤：常见于跟腱、手或足背伸侧肌腱、膝部和肩三角肌腱等处。掌皱纹黄色瘤，发生在手掌部及手指间皱褶处，呈橘黄色，扁平线条状轻度隆起。

2）结节性黄色瘤：好发于肘、膝、指关节伸侧以及髋、踝、臀等部位，为圆形状结节，大小不一，边界清楚，发展缓慢，早期质地较柔软，后期质地变硬。

3）结节疹性黄色瘤：好发于肘部四肢伸侧和臀部，呈结节状，瘤的皮肤呈橘黄色，常伴有炎性基底。

4）疹性黄色瘤：表现为针头或火柴头大小丘疹，橘黄或棕黄色，伴有炎性基底。

5）扁平黄色瘤：表现为眼睑周围发生的橘黄色略高出皮肤表面的扁平丘疹状或片状瘤，边界清楚，质地柔软。

（2）腿部抽筋

现代医学研究表明，腿部抽筋，并经常感到刺痛，这有可能是胆固醇积存在腿部的肌肉里引起的。如果人体胆固醇过高，腿部血供减少，血流不畅，代谢产物不能及时被血液带走，当达到一定浓度时，就会刺激肌肉收缩，而引起疼痛抽筋。这样的人在白天活动时，甚至会发生"间歇性跛行"的症状。随着动脉硬化及血管栓塞的加重，此症状还会加重，发作的次数明显增多，发作的时间也逐渐延长。当然，着凉和缺钙也可引起老年人腿痛抽筋，但没有高脂血症所致者严重。在防治上两者不应绝对分开，应互相兼顾，才能有效。

（3）肝肿大

肝肿大是临床常见的异常体征，是发现和诊断疾病的重要线索。正常情况下，在右侧肋缘下肝脏下缘不被触及，但体型瘦长的人在肋缘下可扪及肝脏下缘(此时叩诊肝脏上缘多有相应的下移），其肝脏边缘平滑、柔软、较锐、无触痛，肝区无叩击痛。引起肝肿大的原因有许多种，但其中有一种是血液中的脂肪成分多，胆固醇积存于肝脏的脂肪内而引起肝肿大。所以临床提示，肝肿大除要排除慢性肝病、占位性病变外，还有可能是高脂血症的重要信号。

（4）性功能减退

临床医生发现，高脂血症不仅会引起冠心病、高血压病，还有可能导致性功能的减退。有资料报道，有科学家在对阳痿患者进行检查时，发现患者的阴茎动脉里有大小不等的阻塞物，而这些阻塞物正是血中胆固醇过高的缘故。当这些阻塞物将血管腔的内径减少1/4时，就有可能发生阳痿。所以临床医生提醒，如果男性出现性功能减退或阳痿，则有可能是高脂血症患者，临床有必要检测患者的血脂水平。

7. 腰椎间盘突出症的临床报警信号

据国家有关部门统计，多年来，腰椎间盘突出症患病率一直呈上升趋势，而且以惊人的速度逐渐由中老年人向青少年扩展。腰椎间盘突出症治疗不当或不及时会造成腰部疼痛，活动不便，下肢麻木，小便失禁，性功能障碍甚至终身瘫痪，而早期发现、早期诊断、早期治疗是提高患者生存质量的重要保证。那么腰椎间盘突出症常见的临床报警信号都有哪些呢?

（1）腰早不痛傍晚痛

腰椎间盘位于腰部每节脊椎骨之间，由于人们白天工作时大多直立身体，身体的重量可将椎间盘压扁，若往后侧突出，便会挤压紧邻的神经根，引起腰椎间盘突出症合并下肢的后外侧酸、麻、痛。腰部位于躯干的下部，承受的重量自然最多，加上腰部是整个躯干活动最频繁的地方，而随着一天中工作时间的渐久，腰椎间盘就越突出，因此腰椎间盘突出症的疼痛就越加剧。经过一晚上的休息，椎间盘又稍稍复位，压迫腰部神经根之压力减轻，腰椎间盘突出症的疼痛就获得缓解，所以这类患者往往早上腰椎间盘突出症的疼痛减轻，甚至完全不痛，但是工作到中午过后腰椎间盘突出症即开始发作，越到傍晚就越疼痛。

腰部组织发炎而造成的疼痛，一般是早上痛、日间轻，这与腰椎间盘突出症疼痛的表现正好相反。如腰部肌肉筋膜炎、强直性脊椎炎等，发作时间是早上醒来时最痛，经过活动后，疼痛的症状减轻。这是因为一个晚上没活动，新陈代谢所产生的废料堆积在局部组织，刺激神经而引起腰背酸痛，经过活动后血液循环加强，将这些废料带走，疼痛减轻。

（2）下肢放射痛

腰椎间盘突出多发生在腰4与腰5和腰5与骶1腰椎间隙，而坐骨神经正是来自腰4与腰5和腰5与骶1神经根，因此腰椎间盘突出症患者多有坐骨神经痛，或先从臀部开始，逐渐放射到大腿后外侧、小腿外侧及足部。如腰3与腰4椎间盘突出，因腰4神经根受压迫，产生大腿前方的放射痛。腰椎间盘突出症下肢放射痛可在腰痛发生前出现，可与腰痛同时发生，也可在腰痛发生后出现。下肢放射痛一般多发生于一侧下肢，少数可能出现双下肢疼痛的症状。当咳嗽、打喷嚏或大小便等腹内压增高时下肢放射痛加重。患者多站立时疼痛重而坐位时轻，多数患者不能长距离步行，但骑自行车远行时则无明显困难，因为此患者多取弯腰屈髋屈膝位，可使神经根松弛，缓解疼痛。咳嗽、喷嚏、排便等腹内压增高时，可加重坐骨神经痛。腰椎间盘突出症后期，表现为坐骨神经痛重于腰背痛，或仅有坐骨神经痛。

（3）下肢感觉异常

腰椎间盘髓核突出后，可造成神经根的局部性压迫，使受累神经根支配区域出现麻木等异常感觉。腰4与腰5椎间盘突出可累及腰5神经根并出现大腿后侧、小腿外侧、足背外侧及踇趾背侧感觉麻木异常。腰5与骶1椎间盘突出可累及外踝及第4、5趾背侧皮肤感觉异常。

腰椎间盘突出物压迫神经根时间较长者，可造成神经根缺血、缺氧变性而出现神经麻痹、肌肉瘫痪。腰4与腰5椎间盘突出，可引起腰5神经根麻痹而致胫前肌、腓骨长短肌、伸踇长肌和伸趾肌瘫痪。腰5骶1椎间盘髓核突出后，骶1神经根受累麻痹可出现小腿三头肌瘫痪。因患肢疼痛反射的引起交感神经性血管收缩，或因为刺激了椎间旁的交感神经纤维，引起坐骨神经痛并小腿及足趾皮肤温度降低，尤以足趾明显。此种皮肤温度降低的现象，在骶1神经根受压时较轻，腰5神经根受压则为明显。

（4）间歇性跛行

腰椎间盘突出后，由于椎间盘突出物压迫神经根，造成神经根的充血、水肿等炎性反应和缺血。当行走时，椎管内受阻的椎静脉丛充血，加重神经根的充血和脊髓血管的扩张，同时也加重了神经根的压迫而出现间歇性跛行及疼痛。患者行走时，可随着行走距离的增加而加重腰腿痛的症状。

（5）脊柱运动受限

腰椎间盘突出后，脊柱屈曲时，椎间盘前部受到挤压，后侧间隙加宽，髓核后移，使突出物的张力加大，牵拉神经根而引起疼痛。当腰部后伸时，突出物亦增大，且黄韧带皱褶向前突出，造成前后挤压神经根而引起疼痛。所以疼痛限制了脊柱的活动。另外，腰椎间盘突出后约有90%以上的患者有不同程度的姿势性代偿脊柱侧凸，多数凸向患侧，少数凸向健侧，侧弯能使神经根松弛，减轻疼痛。如果没做什么强烈运动，只是弯腰拿了点东西，或洗脸、起床叠被就突然腰扭伤，那就要注意了。虽然这种扭伤休息几日或热敷、口服止痛药后疼痛就能消失，但它可能是腰椎间盘突出症的早期信号。

8. 乙肝的早期特异信号知多少

正常人如果感到全身疲乏无力、食欲减退、恶心呕吐、厌油腻、腹胀、肝区痛、小便如浓茶样等，经休息后上述症状仍持续不好转，又找不到其他原因；而且半月内曾与肝炎患者密切接触，吃过半生不熟的海产贝类食物，或输过血，注射过血浆、白蛋白、人血或胎盘球蛋白等；或有过不洁性接触；用过消毒不严格的注射器，接受过针灸、纹身、拔牙和手术等。有了这样的经历，就意味着有了肝炎传播的途径，有被传染的可能。应及时去医院检查，如发现肝肿大，尤其是有黄疸，就应当高度怀疑有患肝炎的可能。上述症状多为肝炎的早期信号。但生活中还应注意肝炎早期不易为人注意的特异信号。

（1）二便颜色

正常人尿液颜色忽然变深，像隔了夜的茶水一样；眼睛和皮肤出现黄染，这是急性黄疸型肝炎的信号。如果平时消化正常，一下子食欲减退，而且拉出的大便不成形，或者腹泻，粪便颜色发白，这说明肝脏内的毛细胆管有胆汁淤积的现象，是肝炎不可忽视的早期症状之一。

（2）皮肤发痒

如果没有吃什么特殊食品，也没有服用什么药物，身上突然出现皮疹，而且发痒，抹上药物也不见效；还感觉身上发冷，体温升高，像是得了感冒，这有可能是急性黄疸肝炎前期表现。临床上经常可以看到有的患者浑身上下奇痒无比，以至坐也不是，躺也不是，大多数人以为是皮肤病，实则是肝炎引起的。

邻居刘某就是一位这样的特殊患者，前几天刘某身体有些不适发了高烧，随便吃了点退烧药和消炎药，体温虽然降下来了，皮肤却不知为何痒了起来。担心是药物过敏，加之实在忍不住，只好去医院看医生。皮肤科医生仔细检查后，发现患者身上既无斑疹也没有红肿，不符合药物过敏特点。细心的医生追问病情时，得知患者小便发黄，便叫他做肝功能相关检查，结果出来一看，原来刘某染上了肝炎，可见小小的皮肤发痒也不可忽视。

（3）眼部征兆

眼睛巩膜（即白眼球上的一层膜）发黄，是传染性肝炎的一种常见表现。中医早在几千年前就有"肝开窍于目"的记载，认为肝脏与眼有着密切的联系。现代医学研究表明，各种各样的眼部表现都与肝脏疾病特别是病毒性肝炎相关。

眼睛干燥可能是缺少维生素A的表现，但更可能是所谓的干燥综合征的一种表现。慢性肝炎患者中有一部分存在着这种情况，在开始时，患者常有挤眼症状，随后发生口、鼻、眼干燥。此外，暗适应力降低和夜盲也是病毒性肝炎和慢性肝病常见的眼部表现。当肝功能受损时，消化吸收功能紊乱造成脂溶性维生素A的吸收代谢异常，以致眼对维生素A的利用减少而引起夜盲，夜盲的严重程度，往往可提示肝脏受损的程度。

（4）乳晕征兆

近年来临床医生发现，肝炎患者的乳晕色泽会明显变深。有些人患肝炎后，虽然自觉没有什么症状，但乳晕色泽很深，甚至呈紫黑色，医生为这些患者做检查，发现这些人全都患有慢性迁延性肝炎。何以如此呢？其原因是当肝细胞受到损害时，人体内的性激素灭活就减少，从而导致乳晕色泽变深。因此，凡是发现乳晕色泽变深的人，都应警惕患慢性肝炎的可能；凡是肝炎患者也可以观察一下自己的乳晕色泽是否正常，从中可以发现自己的病情是在减轻或是在加重。如果色泽变深，说明肝功能受损，病情正在向慢性化转变，此时应配合医生进行治疗，防止病情加重。

（5）其他征兆

肝炎患者除有以上所说的各种信号外，在临床上有些肝炎患者还有许多肝外症状表现，容易误诊，以至延误治疗，所以必须引起足够的重视，这些易忽视的症状主要有以下十种。

1）心慌：心跳加快，自觉症状以心慌或心前区疼痛为多，也有少数患者心电图发生异常，呈病毒性心肌炎改变。

2）腰痛：少数乙型肝炎患者表现为双侧腰部隐痛，有的以右侧为主，化验小便可有血尿、蛋白尿，但肾功能无明显改变，血沉、抗"O"正常。

3）关节酸痛：肝脏病理变化使血液中白蛋白减少，关节腔内渗出液较多，使关节肿胀、酸痛。

4）皮疹：近年来乙肝皮疹的发生率呈增高趋势，多在躯干部位散在性出现大小不等的皮肤损害，可有瘙痒和色素沉着。

5）咳嗽：少数患者以呼吸道感染为首发症状，甚至表现为典型的病毒性肺炎，随后才出现肝炎症状。

6）发热：肝炎患者发热一般为低热，下午比上午明显。有的人还可能伴有怕冷怕热、头晕头痛等感觉。

7）疲劳无力：肝炎患者大多两腿有沉重感，总想睡觉，稍微活动就感到疲劳，身体日渐消瘦。

8）食欲减退：肝炎患者勉强进食后，腹部饱胀感明显，甚至还会恶心、呕吐，主要原因是肝功能异常，消化系统紊乱所致。

9）上腹部痛：有的肝炎患者常伴有以夜间为主的上腹疼痛，个别患者因为脾脏变大，会伴有脾区疼痛。

10）出血倾向：有的肝炎患者常表现为皮下出血、牙龈出血、鼻衄出血，严重者还会咯血、大便带血。

肝炎的诊断并不十分困难，只要患者及时就诊，通过查肝功、肝炎两对半，进行B超及有关物理检查等，大多数患者可以被明确诊断。患者有自觉症状和体征者应迅速做必要的化验检查，同时查血清转氨酶，如果升高，患肝炎的可能性更大。此时，应进一步做肝炎病毒方面的抗原及抗体检查，以确诊为哪一类型肝炎。

9. 不能忽视颈椎病十二种报警信号

颈椎病是一个综合征，由于病变组织和部位的不同，综合征的内容大不相同。因此颈椎病的症状是多种多样的，这就给人们的诊断带来了困难。许多颈椎病患者因被误诊而长期得不到有效治疗。颈椎病有许多特异的表现。由于这些表现似与颈椎病的症状多"风马牛不相及"，易与其他疾病混同，故极易被误诊，造成患者久治不愈，蒙受本可避免的痛苦。那么，颈椎病的特异报警信号有哪些呢？

（1）血压增高

在临床上有这么一部分高血压患者，经常血压不稳，多呈升高表现，血压长期得不到控制。实际上此种血压不稳有可能是由于颈椎小关节错位或增生，压迫刺激椎动脉和颈交感神经节，导致椎动脉痉挛，颈-基底动脉供血不足，反射性地使血管运动中枢兴奋性增高，引起血压升高。颈部损伤后反应性水肿，干扰颈部的紧张反射也会造成血管运动中枢紊乱，引起血压不稳。体液调节失常，颈部肌肉痉挛僵硬使颈曲改变，造成血管异常，影响大脑供血，使脑内二氧化碳浓度增高，刺激血管运动中枢兴奋性增强，也能导致血压升高。所以生活中当中老年人觉得颈部肌肉疼痛、转头不灵活时，当您有头痛、头晕、耳鸣、失眠、多梦、记忆力减退、眼睛干涩、视力减退或出现假性近视、复视、流泪、胸闷、心慌、心动过速或过慢、胃肠蠕动增加等植物神经功能紊乱症状时，您一定要警惕颈性高血压的偷袭。如果颈部检查可触及结节状、条索状硬块或触及棘突或横突偏歪，压痛明显，或X线片示有颈曲病变、骨质增生或关节紊乱等，要警惕这时颈性高血压已经悄然来临了。

（2）视力障碍

颈椎病确实能引起视力障碍。颈椎病变可以影响人的视力，造成常见的视力模糊、视力下降、眼睛胀痛、眼睑疲劳、睁眼无力、怕光流泪、眼前冒金星等，而且可以造成视野缩小，视力锐减，甚至失明等。这种因颈椎病变造成的视力障碍称为颈性视力障碍，其特点为：眼部症状与头颈部姿势改变有明显的关系，眼部症状和颈椎病症状同时发生或相继出现，眼科检查常查不出明显的病因，按颈椎病治疗则视力改善（颈椎病影响视力的原因可能与颈椎病变造成的植物神经功能紊乱和椎－基底动脉供血不足有关）。对于这样的眼病，不将颈椎病治好，单纯从眼科方面着手，是无济于事的。

（3）吞咽困难

颈椎病患者吞咽时往往有梗阻感，食管有异物感，少数有恶心、呕吐、声音嘶哑、干咳、胸闷等症状。这是由于颈椎前缘骨质增生直接压迫食管后壁而引起食管狭窄，或因颈椎病引起植物神经功能紊乱，导致食管痉挛或过度松弛而出现的症状；也可因骨刺形成使食道周围软组织发生刺激反应引起。此种表现极易被误诊，所以颈椎病患者就诊时，若被医生要求张大嘴巴暴露咽喉，可不要有别的想法。对于确诊是吞咽异常的颈椎病患者，在排除其他疾病的的基础上，可采用颈咽同治的治疗原则，辨病与辨证相结合。诊治过程中尤其注重患者咽喉部的炎症情况。根据炎症的程度，结合其他症状与实验室检查结果，运用中药益气化瘀和清咽方药治疗，常用黄芪、丹参、板蓝根、玄参、防己、薏苡仁等。如炎症较重，使用清咽解毒的中药量相应加重，往往能取得较好疗效。如配合坚持每天做2~3次颈椎保健操，则疗效更好。

（4）频繁落枕

"落枕"，就是一觉醒来，发生颈部疼痛和活动受限。轻者起床做适当的颈部运动后，症状逐渐消失；重者颈痛越来越重，出现头昏、头痛、颈肩背痛、手臂麻痛，甚至引起心悸、胸闷等不适症状。频繁落枕是颈椎病的一种早期信号。频繁"落枕"，说明颈椎周围的韧带已松弛，失去了维护颈椎关节稳定性的功能，称为"颈椎失稳"，椎关节已有发生"错位"的可能。继椎关节失稳、错位之后，可累及颈椎间盘，使之亦发生失代偿。此时加强保健，可及时预防颈椎病发病；如仍不预防，"落枕"发生频繁，就会诱发颈椎病。

（5）胃肠不适

我的朋友老齐最近总觉得颈部酸痛，右上肢麻木，上腹饱胀、隐隐作痛，有时还恶心呕吐。到医院经胃肠钡餐透视和胃镜检查，都未查出原因，服用多种胃药也无济于事。后再经医师仔细问过病情，认真做了检查，认为是颈椎病的可能性大。经过拍颈椎的X线正、侧、斜位片，结果证实颈椎有明显的增生现象，从而确认，老齐的胃病是由颈椎病引起的，医学上叫"颈胃综合征"。

事实上，颈胃综合征易与胃溃疡、浅表性胃炎、萎缩性胃炎混在一起，表现为食欲不振、恶心呕吐、便稀或便秘、体重下降等。这是因为颈椎不断刺激或损伤颈交感神经感受器，传到大脑皮质后，使颈交感神经张力兴奋性增强，从而抑制胃的分泌和蠕动，副交感神经亢进又使胃分泌和蠕动加快，从而出现多食、胃痛、胃酸、口苦等。因此，临床称此病为"颈胃综合征"。在治疗时，除防治颈椎骨质增生外，应注意改善植物神经的营养。需要说明的是，颈椎病引起的慢性胃肠异常可随着颈椎病的加重或好转而变化。由于颈胃综合征痛在胃而病在颈，故治疗应先治颈椎病再治胃。

（6）猝然倒地

李小姐今年35岁，供职于一家外贸公司，需要长时间伏案工作。前不久，她突然出现没有原因的头痛、呕吐，去医院检查头部拍片，却没有发现任何问题。病休一个星期后，她重新回到公司上班。某天中午，她抬头起身准备出门吃饭，突然眼前漆黑，随即晕倒在地。送到医院经过检查，被诊断为颈椎病。有的颈椎病患者常在站立或走路时因突然扭头，使身体失去支持力而猝倒，倒地后因颈部位置改变而清醒并站起，不伴意识障碍，亦无后遗症，但多伴有头晕、头痛、恶心、呕吐、出汗等植物神经功能紊乱的症状。这是由于颈椎增生性改变压迫椎动脉引起基底动脉供血障碍，导致暂时性大脑供血严重不足所致。在临床上出现猝倒症状的时候往往表明病情已经十分严重。

（7）后枕头痛

许多人后枕部经常出现疼痛，而且随着年龄的增大，疼痛越来越频繁，经过医生检查之后，大多数被诊断为颈椎病。临床认为，颈椎病引起的头痛主要有以下5个原因。

1）因颈椎病累及颈部肌群，引起颈部肌肉持久痉挛性收缩，导致肌肉的血液循环障碍，可游离出乳酸、5-羟色胺、缓激肽等致病物质而引起头痛。

2）颈椎病直接刺激、压迫或牵拉头部头痛敏感组织而引起头痛。

3）病变刺激、压迫或损伤第一、二、三对颈神经而引起头痛，尤以枕部为重，也可通过延髓或脊髓三叉神经核的反射作用，而使疼痛放射至头部。

4）病变可刺激或压迫椎动脉周围的交感神经丛或颈部其他交感神经，使椎－基底动脉系统或颅内外动脉舒缩障碍而产生头痛。

5）椎动脉型颈椎病患者，因病变直接累及椎动脉，使椎－基底动脉系统供血不足而产生头痛。

（8）心脏功能异常

颈椎病引起的心脏异常表现与心脏病类似。如一位患者曾因此症状被误诊为心脏病长达6年，每服用心脏病药虽能暂时缓解症状，但不能根除，致使精神和身体都饱受痛苦。后经专家详细诊断才被确诊为颈椎病，采取对症措施后病情基本得到控制。中老年人是冠心病和颈椎病的多发人群，所以中老年人"颈心综合征"易被误诊为冠心病。但颈心综合征的心绞痛与冠心病中的心绞痛是有区别的。它与劳力负荷增加、情绪激动无关，服用硝酸甘油类药物及钙离子拮抗剂不能缓解；而颈椎负荷增加却常常是此类心绞痛的诱发因素，如高枕卧位，长时间维持过度仰头、低头的体姿，长时间头颈转向一侧，脊背受凉、潮湿、扭伤、劳累等。冠心病则与此不同，ST段及T波缺血性改变与颈部负荷增减无关，仅在劳累或运动时加重。"颈心综合征"的治疗主要是保障椎－基底动脉系统的供血，以及减轻炎症病变。同时，还要防止心肌缺血、心律失常，改善炎症组织病变等。

（9）乳房疼痛

颈椎病可以引起胸前区类似心绞痛样痛及心律失常等，而顽固性的女性乳房疼痛作为患颈椎病时神经根受累的症状之一则很少被人们所认识。有些患者长期乳房疼痛而久治无效，甚至怀疑是否患了乳腺癌而背上沉重的思想包袱。大量的研究资料表明，颈椎退变以及胸廓出口综合征等都可引起顽固性乳房疼痛，多呈慢性疼痛，其疼痛往往和颈椎活动及其位置有关，并与颈椎病的其他症状成正比；多为单侧乳房疼痛，中老年女性多见。另外还有颈部活动受限、胸大肌触压痛，以及受累神经根支配区的肌力、感觉和反向的异常。在X线片上颈椎常有退行性变的征象，如骨刺、椎间隙狭窄等，以颈6和颈7部位受累最为常见。而心电图、胸片及乳房本身并无异常。故当有长久治疗不愈的乳房疼痛疾患时，要考虑是否患有颈椎病。

（10）活动颈部时有"格嗒"的响声

有些人在活动头部时感觉到颈部有"格嗒"、"格嗒"的响声，这是由于长期低头工作的人或从事某种特定职业的人，颈部韧带肌肉容易受到牵拉或劳损以致韧带变性、钙盐沉积而产生钙化，在颈部活动时韧带相互摩擦，出现响声。有些人感到颈部僵硬不适，按揉颈部时可摸到肌肉中有硬块隆起。拍X线片，颈椎3～7棘突、关节边缘可见到密度增高的钙化影，同时有不同程度的骨质增生。医生常诊断为颈韧带钙化。这些都预示着颈椎已有退行性改变，随时或已有颈椎病的发生，必须引起重视，早发现，早治疗，颈椎病是完全可以得到康复的。

（11）长期失眠

刘先生失眠两年，每晚睡眠不到半小时，失眠将他折磨得痛苦不堪。随后刘先生又开始出现肩颈痛，疼痛导致他整夜难以入睡，有时好不容易睡着，但不到半小时又痛得惊醒过来，此后再难以入睡，失眠也越来越严重，两年来饱受煎熬吃尽苦头。后来医生给他做了认真细致的检查，发现他的颈椎间隙和弯曲度均异常改变，遂采取了按摩和手法复位等技术治疗。经治疗，刘先生的症状日渐减轻，10余天后症状完全消失，他终于恢复了正常睡眠。由此可见，睡眠障碍也可能成为颈椎病的报警信号。实际上长期伏案工作的白领大多都有睡眠障碍，原因有很多，但颈椎的病变导致睡眠障碍的发生率越来越高，应引起警惕。这是由于颈椎病变导致大脑供血不足所致。

（12）扭头时出现眩晕

眩晕的产生与颈部有关，常于颈部活动时出现，特别是猛然扭转或过度后屈颈部时易引起，有时轻微活动也可出现，如卧床或起床时，甚或夜间翻身时均可引起。这时，患者会突然感到眩晕，甚至感到恶心、呕吐、大汗淋漓，随即闭目不敢动。轻者数秒即愈，重者可持续数日或更长时间。但需要说明的是，眩晕在神经内科、耳鼻喉科和骨科医生之间，对于其病因也常常是分不清的，更不用说患者自己。引起眩晕的病因多种多样，决非颈椎病一种，而颈椎病中也只有椎动脉型和交感神经型患者才会出现眩晕，就是临床医生常说的"颈性眩晕"。所谓"颈性眩晕"则是指由于某些病因引起椎动脉供血不足的一类中枢性眩晕，颈椎病只是其中较为常见的一种病因，属于椎－基底动脉供血不足类疾病。如果青年人出现颈性眩晕，常由其他原因引起，如寰枕畸形、颈肋等先天畸形。对此，治疗时应给予改善脑血循环的药物，如给予扩张颅内血管、改善微循环、消除脑水肿等的药物，常可取得立竿见影的效果。

10. 预防眼病需要"八个注意"

眼睛，被人喻为"心灵的窗户"。它是五官之首，是人的重要器官，对于人们的工作、学习和生活均至关重要。人人都希望自己有双明亮而有神的眼睛，而要保护好自己的眼睛，就要注意用眼卫生。

一是连续学习、用眼工作，如看书、用电脑、看电视1小时左右，要休息5~10分钟。休息时可以看远处或做眼保健操。

二是保持良好的学习、工作姿势。桌椅的高度要适宜，使双眼平视或轻度向下注视。

三是保持适当的工作距离。眼睛和书的距离要在30厘米以上，与电脑荧光屏的距离要保持在60厘米以上。

四是学习、工作环境的光线要明亮、柔和，电脑荧光屏的亮度要适当，清晰度要好。

五是睡眠不可太少，作息有规律。睡眠不足身体容易疲劳，易造成假性近视。

六是日常膳食注意补充含有维生素A、B族维生素、维生素C的食物，这些物质是保护眼睛正常必需的重要营养物质，一旦缺少了它，容易出现眼睛怕光、干燥、迎风流泪和视力下降等现象。

七是多做户外运动，经常眺望远处以放松眼肌，防止近视，有益于眼睛的健康。

八是如果出现眼睛干涩、发红、有灼热或有异物感，眼皮沉重、看东西模糊，甚至出现眼球胀痛或头痛，休息后仍无明显好转，要及时到医院看眼科医生。

11. 防治中风要防"七大误区"

中风又称脑卒中，是急性脑血管病的总称，包括脑梗死、脑出血、蛛网膜下腔出血。发病常与年龄、性别、种族有关，而高血压、吸烟、糖尿病、心脏病、高脂血症、脑血管狭窄、肥胖、短暂脑供血不足等因素易诱发中风。科学认识中风，做好中风病的一级预防至关重要，但现实生活中仍有很多人对中风病认识不足，甚至误解，主要有以下几个方面。

误区一：中风是一种病

中风不是一种病，它是对急性脑血管病的统称或俗称，包括脑出血、蛛网膜下腔出血、脑梗死、脑血栓形成、腔隙性脑梗死和小中风(短暂性脑缺血发作）等疾病。其中前2种属于出血性中风，后4种属于缺血性中风。

误区二：中风是中老年人的专利

诚然，中风的主要侵袭对象是中老年人，临床资料显示，中风发病55岁以后每10年增加1倍，但这并不能说明中风对于年轻人就无碍。事实上，年轻人同样可遭受其害，而且近年来该病还不断"年轻化"，甚至儿童亦可患中风。年轻人中风的危险因素主要有高血压、酗酒、吸烟、夜生活过度以及高盐、高脂肪的饮食习惯等。因此，纠正不健康的生活方式是年轻人拒中风于门外的关键。

误区三：瘦人不会得中风

科学家进行的一项研究显示，肥胖会增加心房纤颤的风险。心房纤颤引起的心律不齐可能导致中风，患者若不能得到及时救治将会导致死亡。胖人的确比瘦人更容易得中风，但并不代表瘦人不会得，只是几率略少。瘦人也可以患高血压、动脉硬化等心脑血管疾病，而高血压、动脉硬化正是引起中风的罪魁祸首。此外，近年来的医学研究还发现，人体内蛋白质不足也是中风的一大祸根，而瘦人往往摄入蛋白质偏少，故更应当心中风临身。

误区四：血压低或正常者不会得中风

诚然，高血压伴有动脉硬化的患者易患出血性中风，但血压过低时，血管不能正常扩张，血液循环就会减少，导致脑血管发生痉挛，脑组织缺血、缺氧。此外，血压过低，还可能造成血液中的血小板、胆固醇与纤维蛋白沉积，使血液黏度升高，形成血栓而发生脑血管病，医学上称为脑梗死，这就是血压不高或者血压低的人也会得中风的原因。

误区五：中风治好后不会再发

其实不然，中风很容易复发，复发率高达25%，而且还有多次复发者。这是因为所谓中风治愈仅仅是临床症状消失或好转。某些中风事实上是一些内科疾病的合并症，只有将这些内科疾病有效控制，如高血压病、糖尿病、高脂血症、肾脏疾病等，才能减少中风再发。

误区六：父母患中风子女也会得

中风并非遗传病，仅有一部分中风具有遗传倾向。因此，中风患者的子女不必忧心忡忡。但应指出，这些人患中风的危险性可能大于一般人群。为此，他们应加强自我保健，认真、积极地防治高血压、高血脂和动脉硬化等。

误区七：中风患者要静养

其实中风患者静养，不但影响偏瘫肢体运动功能恢复，而且还易造成废用综合征：瘫肢关节僵硬、肌肉萎缩。现代康复医学认为，中风偏瘫肢体运动功能的康复有赖于大脑高级神经中枢与肢体之间神经通道的促通，这种通道的建立只有对肢体进行不断有效的刺激才能完成。因此，中风患者应早期进行康复运动锻炼，只要病情稳定（一般在发病后3～5天），就应开始康复锻炼活动。

　　预防中风应纠正上述几点错误认识，平时对饮食调补、情绪调整、改变不良生活习惯也应关注，监测血压、血脂、血糖，积极治疗内科系统疾病，定期做健康检查，做到及早发现，及早治疗。

12. 慢性疲劳要关注11个症状与3个迹象

　　李先生最近经常感到浑身没劲，身体上虽没有什么毛病，可就是打不起精神，工作也不像以前那么有干劲，注意力也集中不起来。上班很累，下班更累，出去玩又觉得没时间，吃饭又怕发胖，去商场一见那么多人心里就烦，总之一句话：没意思。有时候还觉得胸闷，甚至上楼也需要歇息，多次去医院检查都没有什么严重的疾病发现。只是自己始终感觉身体不对劲，就像大病缠身。他周围的许多人都有这样的感受。这是怎么回事呢？实际上，这种状态在城市的白领阶层比较多见，虽然他们的工作不像体力劳动者那么辛苦，但心理上总觉得压力更大，因此精神上也更觉疲劳。这种状态实际上就是一种目前被称为慢性疲劳综合征的表现。

　　医学研究显示，慢性疲劳综合征的主要病症为长期极度疲劳，包括脑力疲劳及体力疲劳，患者经常有睡眠不足的感觉，即使长期卧床休息也未能舒缓疲惫，体力也会不断下降，运动量只及平时一半，患者还会出现难以集中精神、记忆力变差、关节及肌肉痛和淋巴结肿大等问题，症状可以持续半年或以上，但不少患者的身体检查及验血结果多属正常，长时间也未能找出引致疲劳的原因。

　　慢性疲劳综合征是最难诊断的疾病之一。美国疾病防治中心在1998年针对慢性疲劳综合征制订出一个正式的定义与标准。这种病症的两大标准是，倦怠感至少持续6个月，活动量减少50%，而且没有罹患任何会造成倦怠的疾病。此外，必须在慢性疲劳综合征症状11项中具有8项，或是具有6项，再加上慢性疲劳综合征症状迹象条列的3个中的2个。以下是慢性疲劳综合征症状与迹象。

1. 慢性疲劳综合征症状

（1）轻微发烧。

（2）淋巴结疼痛。

（3）时常头痛。

（4）肌肉无力。

（5）肌肉疼痛。

（6）时常喉咙痛。

（7）睡不好。

（8）游走性关节痛。

（9）运动后长时间疲累。

（10）有以下神经性或心理问题：健忘、容易烦躁、易怒、忧郁、对强光敏感、无法集中精神。

（11）这些症状在突然间开始。

2. 慢性疲劳综合征迹象

（1）轻微发烧。

（2）淋巴结一摸就痛。

（3）非渗出性咽炎。

有调查结果表明，慢性疲劳综合征在城市新兴行业人群中的发病率为10%～20%，在某些行业中更高达50%，如科技、新闻、广告等的从业人员、公务员、演艺人员、出租车的司机等，而这些都是"过劳死"的潜在人群。另有医学统计表明，三类人是构成慢性疲劳综合征大军的主力阵容：一是长期面对激烈竞争压力、心理负担巨大的人群，如企事业单位的经营者、领导者、私营业主等；二是事业心强、工作繁忙的脑力劳动者，如科研人员、新闻工作者、政府官员等，集中为"白领"和"金领人士"；三是长期超负荷、精神处于紧张状态的体力劳动者，如劳动密集型企业中的工人、出租车司机等。